あなたも今すぐ便利で役立つ「ナーシングケアクラブ」に登録を!!

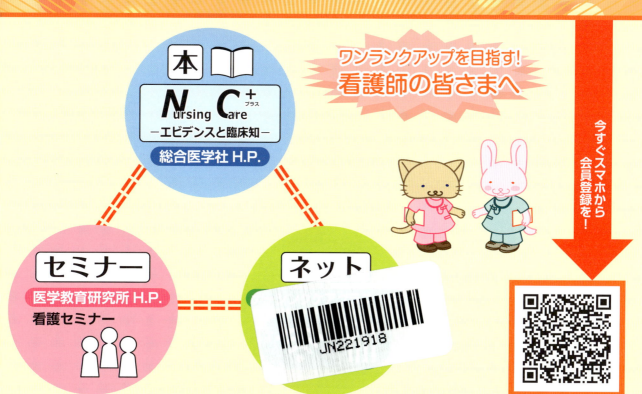

会員登録のしかた

- QRコードから,「ナーシングケアクラブ」に入って会員登録して下さい.（原則として医療従事者に限ります）

会員登録のメリット

- 「ナーシングケア＋ —エビデンスと臨床知—」の掲載記事への質問ができます.（編集部で内容の確認をさせて頂きます.）
- 「ナーシングケア＋ —エビデンスと臨床知—」の編集企画のリクエストができます.
- 「ナーシングケアフォーラム」で読者同士の交流ができます.
- 医学教育研究所のセミナーが, すべて500円引きで受講できます.
- 看護セミナー開催など, 便利で役立つ情報をいち早くお届けします.

痛みのマネジメント

―患者の痛みを正しく把握しケアにつなげるための知識―

特集編集：**清水孝宏**

ここを押さえて特集を読み解こう！

● 痛みとは── 概論

丸山一男，横地　歩，坂本　正，牛田健太　195

Ⅰ. 総　論

● J-PAD ガイドラインと PADIS ガイドライン
～非薬理ケアのターゲットとなる痛みとは何かを考える～　　　古賀雄二，花山昌浩　205

● トータルペインとは？
～患者の苦痛を看る視点を広げよう，スピリチュアルペインって？～　　　吉澤　龍太　213

Ⅱ. 部位別・種類別，痛みのマネジメント

● 頭　痛
～「危険な頭痛を見逃さず」かつ「苦痛緩和をめざした」関わり～　　　池田　優太　223

● 胸　痛
～4キラーディジーズを見逃すな！～　　　佐藤　智夫　232

● 腹　痛
～"お腹が痛い" といわれたときに，どうアセスメントするか？～　　　田本　光拡　242

● 創痛（術後痛）
～創痛（術後痛）への関わりは術前からすでに始まっている⁉～　　　若林　侑起　250

● がん性痛（がん性疼痛）
～がん患者の痛みに寄り添える看護師をめざして～　　　梶原　美絵　258

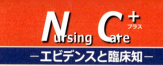

本文中に記載されたエビデンスレベルは，とくに断り書きがないかぎり下記の表に準じます．

Level	
Ⅰ	システマティックレビュー，メタアナリシス
Ⅱ	1つ以上のランダム化比較試験
Ⅲ	非ランダム化比較試験
Ⅳ	分析疫学的研究（コホート研究や症例対照研究による）
Ⅴ	記述研究（症例報告やケース・シリーズによる）
Ⅵ	患者データに基づかない，専門委員会や専門家個人の意見

Ⅲ．痛みの評価と対症療法

- **痛みを測るスケール，スクリーニング**
  〜適切な対応につなげる，測ろうはじめの一歩〜　　　　　　　　　　竹内　藍　269
- **痛みに対する薬物療法（各種鎮痛薬の作用・副作用など）**
  〜オピオイド？　エヌセイズ？　どう違う　どう使う〜　　　　　　後藤　渉　277
- **痛みに対する非薬物療法**
  〜痛みの閾値を上げるための介入〜　　　　　　　　　藤井絵美，西村祐枝　285
- **神経ブロックによる痛みのコントロール**
  〜困ったときの神経ブロック〜　　　　　　　　　　　　　　　樋口比登実　292

Ⅳ．患者へのアプローチとピットフォール

- **痛みに対するチームアプローチ（多職種によるアプローチ）**
  〜チーム医療の質を高める看護のカギ〜　　　　　　　　　　　川畑亜加里　302
- **痛みのマネジメントにおけるピットフォール**（誤った鎮痛，誤解をまねいている痛みの管理）
  〜看護師が痛い目に合わない痛みの管理を考える〜　　　　　　　上門　大介　309
- **痛みをもつ患者の日常生活援助**
  〜術前オリエンテーションで痛みを予防できる!?〜　　　　　　　　佃　美里　316

索　引　　　　　　　　　　　　　　　　　　　　　　　　　　　　　　　　323

※本誌に掲載されている会社名・商品名は，各社の商標または登録商標です．
※本文中に掲載した基準値は，それぞれの執筆者の判断で記載された数値です．各検査の基準値は，測定法や測定機関によって異なりますので，ご所属の施設・機関で定義されている数値をお確かめください．

好評発売中

周術期ケア

Nursing Care⁺ —エビデンスと臨床知—
Vol.2 No.1 2019

患者をより安全に退院させるために必要な
術前・術後の知識とテクニック

特集編集　露木菜緒

B5判／4色刷　194頁
定価（本体3,800円＋税）

手術を控えている患者は，数多くの不安や恐れを抱えていますが，彼らが安心して手術を受けるための環境づくりは，看護師の役割が非常に大きなものとなっています．本特集を読んで，周術期管理の知識を整理しましょう！

主要目次

Ⅰ．総論
- 周術期管理チーム認定制度と周術期管理チーム看護師
  〜安全で質の高い周術期ケアをめざすチーム医療の新しいカタチ〜
- 周術期ケアの目的と看護師の役割
  〜周術期看護ってなに？ 周術期とは？？〜
- ERAS® とは
  〜ERAS® の基礎を知り周術期ケアの視点を養う〜
- 手術を受ける患者の心理的特徴
  〜患者の心がわかればケアが変わる!!
  その「おまかせ」は患者の本心ですか？〜
- 周術期口腔管理
  〜歯科スタッフがいなくても大丈夫，もっと口腔を観察しよう〜

Ⅱ．術前ケア
- 患者カウンセリング
  〜患者の疑問や不安を把握し，手術に向けて整えよう〜
- 患者状態の評価
  〜見ると診るは大違い．検査結果を見るだけでなく，患者を診よう〜
- 周術期における手術前のリハビリテーションの概要
  〜手術前のリハビリテーションは元気に家に帰るための第一歩！〜
- 術前患者指導
  〜術後合併症予防を見据えた患者指導〜
- 術前検査
  〜何のため？ どこを見る？ 検査の目的と周術期の注意点〜

Ⅲ．術後ケア
- 麻酔・手術にともなう呼吸状態の変化
  〜患者の呼吸能力を適切に評価することが大切！〜
- 麻酔・手術にともなう循環動態の変化
  〜手術侵襲の理解と循環血液量について〜
- 麻酔・手術にともなう体温の変化
  〜「発熱したら冷罨法！」は，もうやめよう〜
- 麻酔・手術にともなう血栓症
  〜術前からしっかりリスク評価，血栓症を予防しよう〜
- 手術体位による生体への影響
  〜手術体位による患者の合併症を予防しよう！〜
- 術後痛へのケア（術後の痛み管理チーム：APS）
  〜早期離床をめざした APS チーム〜
- PONV へのケア
  〜術後は気持ち悪くなりたくない!! 予防できるか PONV〜
- 術後せん妄
  〜せん妄を理解し，今日から術後ケアを変えてみよう！〜
- 術後輸液管理　〜結局，輸液管理はどうなってるの？〜
- 周術期における手術後のリハビリテーションの概要
  〜術後のリハビリテーションはなぜ行うの？〜
- ドレーン管理　〜ドレーンを活かすのは看護師のケアと観察！〜
- 術後創管理と感染予防
  〜創管理は全身と局所のアセスメントで SSI を予防しよう〜
- 術後訪問（手術室から一般病棟）
  〜手術室看護師が病棟に訪問する理由〜
- 術後訪問（ICU から一般病棟）
  〜患者に ICU の看護と，どんな体験をしたのか聞いてみよう！〜

※その他「チーム医療」「安全管理」「全身麻酔薬」コラム

総合医学社
〒101-0061　東京都千代田区神田三崎町1-1-4
TEL 03(3219)2920　FAX 03(3219)0410　http://www.sogo-igaku.co.jp

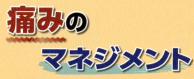

痛みのマネジメント
―患者の痛みを正しく把握しケアにつなげるための知識―

ここを押さえて特集を読み解こう！
痛みとは――　概論

三重大学医学部麻酔集中治療学，緩和ケアセンター，痛みセンター
文部科学省・課題解決型高度医療人養成プログラム（慢性の痛みに関する領域）
「地域総活躍社会のための慢性疼痛医療者育成事業」

丸山　一男（写真）　横地　歩　坂本　正　牛田健太

痛みに原因があるか，ないか？

- ぶつかる，当たる，注射，骨折，捻挫，誤って包丁で指を切ってしまった，火傷の後，日焼けして入浴した，ドライアイスに指を触れた，風邪で喉が痛い，虫歯，扁桃腺炎などなど，「原因がある痛み」はどちらかというとわかりやすい．しかし，人が「痛い」というとき，その人の痛みは，実際のところその人自身にしかわかりません．医療者や周りの人々は，自らの体験と照らし合わせて，その人の痛みを想像して，その人の痛みを推し量ろうとします．痛いときには何かの原因があり，その原因を除去したら痛みがとれるという前提のもとに，まずその原因を求めるのが普通です．そう，痛みは，医療機関を受診するきっかけとなり，身体の警報のような役割があります．多くの人が普通の痛みを日常生活で経験していますので，本稿ではまず，痛みの原因となる刺激（侵害刺激）があって，どのような仕組みで痛みを感じているかについてまとめてみます．

- 一方，痛みの原因となる刺激がないのに痛むという，普通でない痛みも存在することが知られてきました．これは神経そのものに損傷があるか，神経が敏感になっている状態と考えられ，神経障害性疼痛とよばれています．原因のある痛みは，生きている以上，すべての人が体験済みですが，神経障害性疼痛の場合，すべての人が体験済みというわけではないので，イメージしにくいのが現状です．この10年間で，神経障害性疼痛をターゲットとした薬が使えるようになって，神経障害性疼痛という用語を見聞きする

著者プロフィール（丸山一男）

昭和56年 三重大学医学部卒，三重大学大学院医学系研究科 麻酔集中治療学教授，ペインクリニック専門医，集中治療専門医，麻酔指導医，救急科専門医
医学科，看護学科，臨床工学科，鍼灸学科，大学教養教育，消防学校救急課程などでの講義を通じて，専門領域の枠を超えた，医療の基本領域の内容をわかりやすく解説することをモットーにしております．
著書：『痛みの考えかた　しくみ・何を・どう効かす』，『人工呼吸の考えかた　いつ・どうして・どのように』，『周術期輸液の考えかた　何を・どれだけ・どの速さ』，『酸塩基平衡の考えかた　故きを・温ねて・Stewart』（以上，南江堂），『急性期ケアにおける輸液管理』（メディカ出版）

機会が増えてきました[1].

痛み刺激＝侵害刺激 図1

- 痛み刺激とは，痛みをひき起こすきっかけとなる刺激を指し，医学的には「侵害刺激」という用語が使われています．前述の痛みの原因（侵害刺激）は，機械的侵害刺激，化学的侵害刺激，冷侵害刺激，熱侵害刺激に大別できます．

① 「原因がない」とは：
「原因がない」とは，神経を刺激して痛みを起こす原因がないという意味を指す．言い換えると，神経線維そのものは正常で，その神経末端を刺激する，痛みを起こす刺激がないという意味である．神経そのものが正常でない場合は，神経を刺激して痛みを起こす原因がなくても，痛みが発生してしまう場合があり，これが「原因のない痛み」である．原因のない痛みがある場合，それは神経そのものが障害を受けている，神経障害性疼痛の可能性が高まる．

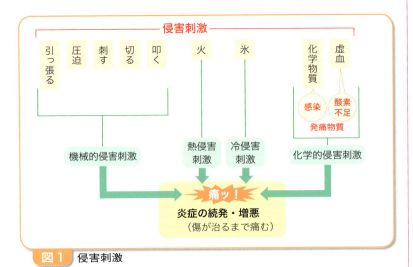

図1　侵害刺激

①打つ，叩く，当たる，刺す，捻じる，引っ張る，圧迫するなどで痛みを起こす物理的刺激を 機械的侵害刺激
②痛みを発生する発痛物質の存在を 化学的侵害刺激
③低温で痛む場合は 冷侵害刺激
④高温で痛む場合は 熱侵害刺激

- 医学的には「機械的侵害刺激がある」「冷侵害刺激がある」などと表現できます．頻度の高い痛みは，機械的侵害刺激とそれに続発する化学的侵害刺激です[1]．機械的刺激により組織に損傷が発生した場合，その損傷を修復する過程で炎症反応が発生すると化学的侵害刺激が加わります．一方，当たったときだけが痛くて，その後は痛くない場合，損傷がなく，化学的侵害刺激が発生していないと考えます．

[1] 丸山一男：痛みのセンサー．"痛みの考えかた―しくみ・何を・どう効かす"．南江堂，pp81-98, 2014

痛み刺激の伝導・伝達ルート 図2

- 侵害刺激により，痛みを伝える神経で痛みの電気信号（活動電位）が発生します．

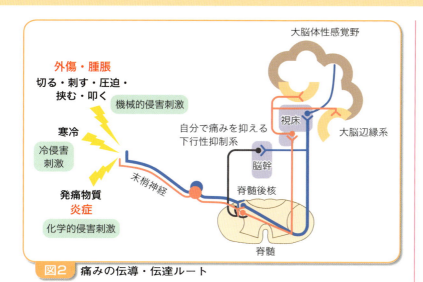

図2 痛みの伝導・伝達ルート

原因となる刺激が発生
→　神経線維の末端で痛みの電気信号が発生
→　電気信号が脊髄に到達
→　脊髄で神経を換える
→　次に2ルートで脊髄を上行　→ 1 2
　　1 →　視床に信号が到達
　　　　→　視床で神経を換える
　　　　→　体性感覚野に信号が到達　（A）
　　2 →　視床下部や脳幹に信号が到達
　　　　→　視床下部や脳幹で神経を換える
　　　　→　大脳辺縁系に信号が到達　（B）

A　体性感覚野
B　大脳辺縁系
　　前頭前野で感覚と情動が統合され，痛みの知覚となる　図3　図4

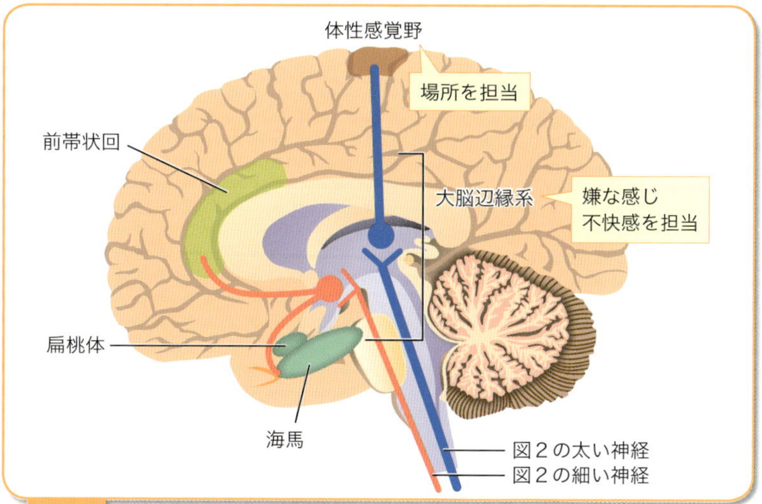

図3 体性感覚野と大脳辺縁系

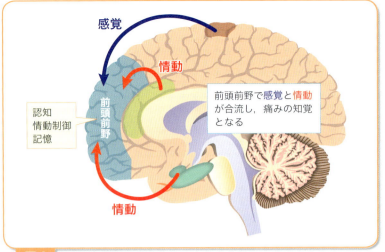

図4 痛みの知覚

- 体性感覚野は，純粋に痛いという感覚の場所を知らせ，大脳辺縁系は，不快感・嫌な感じ・恐れなどの情動を担当しています（図3）[2]．双方からの信号が前頭前野に入り，前頭前野で統合され（図4），その人の「痛みの知覚」となって認識される，つまり「痛む」のです．

[2] 丸山一男：痛みのリレーとバトンタッチ．"痛みの考えかた―しくみ・何を・どう効かす"．南江堂, pp43-60, 2014

痛みの定義と脳の機能

- 国際疼痛学会による痛みの定義（もっとも広く使われています）は，「組織が実際に損傷を受けている，もしくは損傷の可能性のあるときに起こる，あるいはその損傷を表すことばによって表現される不快な感覚および情動体験」です[3]．ポイントは，痛みは不快な―感覚および情動―であり，この感覚と情動は，それぞれ痛み刺激が到達する脳の別々の場所（体性感覚野と大脳辺縁系）の機能を表しているのです．ですから，痛いという感覚には，不快感，嫌だ，避けたい，怖いという，感情的・情動的要素が必ず含まれていて，一般的にこれを心の問題と表現するため，心理的な要素が痛みに含まれていると考えるのです．心は，やはり脳で発生していますので，痛みの信号が，脳の機能で情動を担当する大脳辺縁系にも入るがゆえに，看護師の皆さんによる精神看護がたいへん重要となるのです．

[3] 井上雅之 他：痛みの概念, 定義．"慢性疼痛疾患（最新醫學別冊 診断と治療のABC 114）" 田口敏彦 企画．最新医学社, pp8-14, 2016

- **トータルペイン**とは，身体的痛み，心理的痛み，社会的痛み，霊的痛みが絡み合った痛みという考え方です．身体的痛みは，原因が比較的はっきりしていて，脳の体性感覚野で場所を判別（わかる）という点では理解しやすく，対処しやすいのですが，心理的，社会的，霊的要素は，大脳辺縁系で沸き起こるというイメージになり，気持ちの問題としてとらえるので，その本人でないとわかりづらい面があるため，単に身体的要素のみでは対処しづらい場面も多くなります．

● いずれにせよ，痛みの知覚は，感覚的側面と情動的側面が脳の前頭前野で統合された，その人の知覚・認識であり，感覚と情動のそれぞれの占める割合により感じ方は変わると考えられ，その割合を正確に測ることはできないため，本人も医療者も困ってしまうわけです．このような，正解のない状況を打開するために，**痛みに対するチームアプローチ（多職種によるアプローチ）**が期待されているのです[4][5]．

炎症による痛み＝化学的侵害刺激（＋機械的侵害刺激）

● 炎症とは，組織の防衛と修復の過程であります．発赤，熱感，腫張，疼痛は炎症の4要素であり，その原因として，感染がまず思い浮かびます．感染があると自発痛があり，触れたり，押さえたりすると痛いです．「押さえると痛いですか？」とたずねていますね．

● 一方，感染がなくても炎症は起こります．たとえば，捻挫，骨折．皮膚に傷のない外傷では，感染は起こっていませんが，組織を修復する過程として，炎症が発生しています．捻挫の場合，最初は，捻じって機械的に痛むわけですが，引き続いて，損傷を受けた組織を修復する過程で炎症反応が発生し，痛みをともないます．炎症の場では，発痛物質が産生されるからです．発痛物質は化学物質ですので，化学的侵害刺激で痛みます．外傷による痛みは，最初は機械的侵害刺激で，続発して化学的侵害刺激が加わるのです．

● 内出血や組織の浮腫により，組織の内圧が上がると，神経が圧迫されて機械的刺激となり痛みの信号[2]が出ます．関節内出血なら，出血を注射器で引いて内圧を下げると痛みは軽減しますね．さらに，通常の圧では痛みと感じない圧でも，炎症物質があると神経の感受性が高まるため，痛みの信号が出やすくなるのです．ロキソニン，ボルタレン，アスピリン，イブプロフェンなどの消炎鎮痛薬は，炎症物質の一つであるプロスタグランディンEの産生を抑えることにより，鎮痛効果を発揮します．

● 本書の別項では，代表的痛みとして，**頭痛，胸痛，腹痛，創痛（術後痛），がん性痛**が取り上げられていますが，いずれも原因として，炎症，虚血，破裂，牽引，圧迫（圧上昇），捻じれなどがないかをまず診断して，原因の早期発見と除去を目指しているのです．

● がん性痛は，がんが原因である痛みですが，がんの結果，圧迫，牽引，虚血，炎症が発生して痛みとなっている状態を示しています．虚血で痛むのは，血流が低下すると乳酸が産生され，その乳酸に発痛作用があるから痛むのと，虚血状態では細胞内からのカリウムのリークが多くなり，このカリウムが発痛物質として，痛み担当の神経を刺激するのです．

● 「原因を除去すれば痛みは治る」という方針で治る痛みは，侵害受容性疼痛である場合が多いです．

● 一方，侵害刺激がないのに痛い場合があります．つまり，圧迫，

---

[4] 平成28〜33年度　文部科学省・課題解決型高度医療人養成プログラム（慢性の痛みに関する領域）地域総活躍社会のための慢性疼痛医療者育成事業

[5] 「慢性の痛み診療・教育の基盤となるシステム構築に関する研究」研究班監：集学的治療．"慢性疼痛治療ガイドライン"．真興交易医書出版部，pp147-153，2018

[2] 痛みの信号とは：
侵害刺激を感知する場所が神経終末にあり，感知すると神経終末の電圧が少し上昇し，その上昇程度が，あるレベルを超えると，活動電位という電圧が発生する．いったん発生した活動電位は，脊髄に向かって伝導していく．痛みの信号とは，痛み刺激（＝侵害刺激）により発生した活動電位を意味していて，電気信号というイメージである．したがって，痛いときには，神経で電気信号が発生していると考えられる．痛みの治療は，①痛みの電気信号の発生を抑えるか，②伝導・伝達を抑えているのである．

牽引，虚血，炎症などの痛みの原因がないのに痛む場合があるのです．これは，神経そのものが機能的，器質的に異常をきたし痛みの信号を出しやすくなっている状態であり，これを神経障害性疼痛と名づけています．神経障害性の痛みに対して，プレガバリン（リリカ®）やミロガバリン（タリージェ®）が使用されています．

シナプス 図5

シナプスの役割と鎮痛薬

- 局所の神経終末で発生した痛みのシグナルは，脊髄に向かい，脊髄で神経を換えます．たとえると，痛みの信号が神経という線路に沿って，脊髄後角という駅に着いたら，その駅で線路を乗り換えて，視床や脳幹・視床下部に向かって上行します．この脊髄後角での乗り換え部を，シナプスといいますが，シナプスでの信号の受け渡しの過程に作用して，痛みの伝達を抑える薬が，オピオイド（モルヒネ，オキシコドン，フェンタニルなど），セロトニン・ノルアドレナリン再取り込み阻害薬，三環系抗うつ薬です．
- 活動電位が到着すると，神経末端からシナプス間隙に神経伝達物

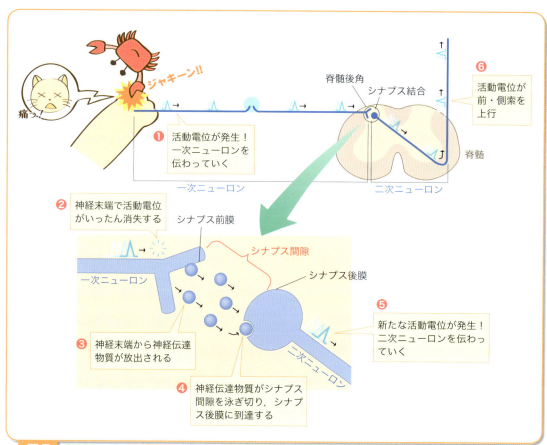

図5　痛みの伝導と伝達：シナプス

質が放出され，その神経伝達物質がシナプス間隙を泳ぎ切り，次の神経に到達すると，新たな活動電位が発生し，その神経に沿って，活動電位が脊髄を上行します（図5）．

神経障害性疼痛 図6

- 神経障害性疼痛は，痛くないことを痛く感じてしまう状況で，痛みに敏感となっています．これは，侵害刺激がないにもかかわらず，痛み担当神経で，①シナプス前からの神経伝達物質の放出が亢進し，②シナプス後で活動電位が出やすい状態となり，③下行性抑制系の低下が発生した状態です．普通の痛みは侵害刺激があって，痛みの信号が神経の末端で発生するのですが，神経障害性疼痛では，侵害刺激がないにもかかわらず，痛みの担当の神経の途中やシナプスで痛みの信号が発生してしまうのです．触れる（触覚）とか冷やす（冷覚），風にあたるなどの，通常痛みとは感じない刺激を痛みと感じてしまうようになり，この状態を異痛症（アロディニア）とよんでいます．炎症がない状態でアロディニアがあれば，神経障害性疼痛を疑います．神経障害性疼痛を診断するスケールが他項で紹介されていますが，痛みの性質が重要です．電気が走る，しびれる，焼けるような感覚，触覚低下，運動麻痺，皮膚変化（色調，浮腫，皮膚温の変化），アロディニアの存在などが揃えば，神経障害性疼痛と判断できます．神経伝導速度の検査で低下をみとめたら，神経障害があると客観的に診断で

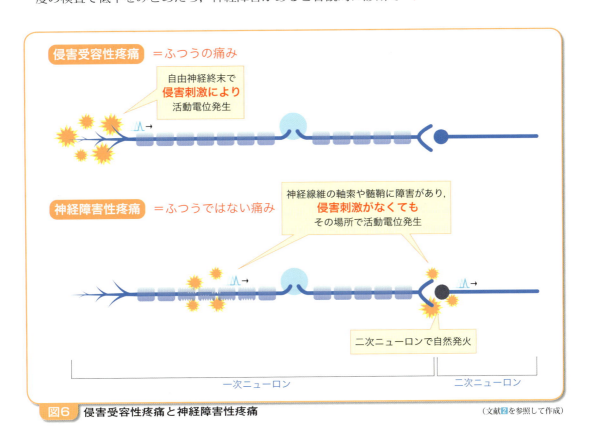

図6 侵害受容性疼痛と神経障害性疼痛　　　（文献2を参照して作成）

きますが，必須ではなく，逆に神経伝導速度が正常であるからといって，神経障害性疼痛を否定できるわけではありません．
- 神経障害性疼痛は，ケガや手術創で，神経が直接切断されたり，傷ついたりしているとき，帯状疱疹でウイルスにより神経が傷ついているとき，糖尿病で神経そのものに変化が発生しているとき，椎間板ヘルニアで神経が長期間圧迫され神経の変性が発生してしまったときなどで発生します．

急性の痛みと慢性の痛み

- 原因と結果の因果関係から考えると，痛みの原因を除去したら痛みはとれると考えるわけですが，これが急性の痛みに当てはまります．外傷とか，手術後の創部の痛み，急性の炎症による痛みは，ケガが治れば，炎症が治まれば，自然と消えてゆくのが普通です．一方，**慢性疼痛（＝慢性の痛み）**という痛みがあり，国際疼痛学会では「**治療に要すると期待される時間の枠組みを超えて持続する痛み，あるいは進行性の非がん性疾患による痛み**」と定義しています．こちらは，普通の経過で痛みが消失せず，長引いている痛みです．急性痛は原因のある侵害受容性疼痛で，原因の除去が根本的に重要で，急性期病棟のナースが担当する場合が多いと考えられます．一方，3ヵ月以上継続する慢性痛では，神経障害性疼痛の要素を念頭に，多職種によるチームアプローチが今後広がると予想されています[4][5]．

◆**Pain の和訳**
（日本ペインクリニック学会用語委員会：Pain の和訳―用語委員会からの提言―．日ペインクリニック会誌 16（4）：37-40, 2009 より）

Pain の訳語はおもな英和辞書では「苦痛，苦しみ，痛み」などとなっており，「疼痛」という訳語の記載はないようです．
一方，医学辞書では，「痛み，疼痛」と記載し，「痛み」と「疼痛」を同義語としています．
つまり，一般社会と医学界とでは違いがあるようです．
また「疼痛」は痛みの一つであるので，同義として扱うべきではないという指摘もありますね．しかし，Pain は「痛み，疼痛」という訳語が定着してしまったこともあり，とりあえずは同義語として定着していることから，明確に区別できない事情もあるようです．そうは言っても，いずれは明確にすべきかもしれない課題かと思われます．

I. 総　論

○ **J-PAD ガイドラインと PADIS ガイドライン**
　～非薬理ケアのターゲットとなる痛みとは何かを考える～　　　　　　　205

○ **トータルペインとは？**
　～患者の苦痛を看る視点を広げよう，スピリチュアルペインって？～　　213

好評発売中

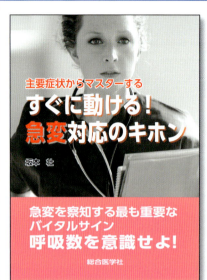

主要症状からマスターする

すぐに動ける！急変対応のキホン

坂本 壮　順天堂大学医学部附属練馬病院
　　　　　救急・集中治療科

セミナーや多くの著書でも大人気！坂本壮先生の"急変"本、好評発売中です！

急変現場における重要エッセンスをクリアカットに解説！

本書を一読すれば、患者の病状を理解してアセスメントする力がつき、自信をもって担当医を動かす力が身につきます！

A5判／4色刷　128頁
定価（本体2,300円+税）
ISBN978-4-88378-671-8

病棟や外来で遭遇することの多い5つの症状の急変対応を身につけよう！

主な目次

1　心停止
- 心停止の4つの波形
- 意識と呼吸に注目する！
- 胸骨圧迫
- 気管挿管
- 心停止時に使用する薬剤
- DNR, DNARの意味を理解しておく
- 窒息への対応

2　意識障害
- 意識障害の客観的な評価方法
- 意識障害の原因
- 意識障害の鑑別
- 低血糖の3条件
- 低血糖の治療
- 医師を呼ぶ前にすべきこと
- 菌血症、敗血症が疑われたらfever work up！
- 電解質異常、アルコール、肝性脳症、薬物、精神疾患は除外診断！
- 疑わなければ診断できない！AIUEOTIPSを上手に利用せよ！
- せん妄を正しく判断しよう！
- できる看護師のアプローチ

3　意識消失
- 失神（syncope）
- 医師を呼ぶ前にすべきこと
- 痙攣（seizure）
- 医師を呼ぶ前にすべきこと

4　アナフィラキシー
- アナフィラキシーとは？
- アナフィラキシーのよくある原因
- アナフィラキシーの診断基準
- アナフィラキシーを疑ったら
- アドレナリンの適正使用
- アナフィラキシーショック
- アドレナリン以外に大切なこと

5　発熱
- 院内の発熱の原因は？
- 見逃してはいけない2つの病態
- 1：敗血症（セプシス, Sepsis）
- 2：菌血症（Bacteremia）
- 院内発熱の感染症疾患：誤嚥性肺炎、尿路感染症、カテーテル関連血流感染症
- 非感染性疾患の発熱

総合医学社
〒101-0061　東京都千代田区神田三崎町1-1-4
TEL 03(3219)2920　FAX 03(3219)0410　http://www.sogo-igaku.co.jp

I. 総論

J-PADガイドラインとPADISガイドライン
~非薬理ケアのターゲットとなる痛みとは何かを考える~

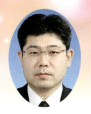

川崎医療福祉大学保健看護学科 准教授/
川崎医科大学附属病院（急性・重症患者看護専門看護師） 古賀 雄二（写真）

川崎医科大学附属病院 看護師
（急性・重症患者看護専門看護師） 花山 昌浩

エビデンス&臨床知

エビデンス
- ☑ 安静時や通常のケアにおいても，患者は日常的に痛みを感じている．J-PADガイドラインでは，患者中心のケアの基本概念に基づく管理が推奨されている．
- ☑ PADISガイドラインでは，活動と休息のバランスの重要性が格上げされたことによって，看護師が行うケア介入の重要性が増した．

臨床知
- ☑ 事後対応中心から，予防ケア中心の痛みの管理へシフトすることが重要．
- ☑ クリティカルな患者では，患者の個別性に関連した情報を基に潜在的ニードを推察する．

はじめに

- 「痛み」とは何でしょうか．それは，薬理ケアにより緩和できるのでしょうか．それは，非薬理ケアにより緩和できるのでしょうか．
- 本稿では，日本集中治療医学会が示すJ-PADガイドライン（2014年）[1]とともに，米国集中治療医学会が示すPADガイドライン（2013年）[2]とPADISガイドライン（2018年）[3]を紹介し，痛みに対する薬理ケアと非薬理ケアのバランスについて解説を行います．

[1] 日本集中治療医学会J-PADガイドライン作成委員会：日本版・集中治療室における成人重症患者に対する痛み・不穏・せん妄管理のための臨床ガイドライン．日集中医誌 21(5)：539-79, 2014

[2] Barr J et al：Clinical practice guidelines for the management of pain, agitation, and delirium in adult patients in the intensive care unit. Crit Care Med 41(1)：263-306, 2013

PADガイドラインとJ-PADガイドライン

基本概念は患者中心のケア

- 表1 は，ICUにおけるせん妄ケアの変遷を示しています．2001年にICU患者用のせん妄ツール（CAM-ICUやICDSC）[4][5]が開発されましたが，それを契機として，「痛み：pain」「不穏：

[3] Devlin JW et al：Clinical practice guidelines for the prevention and management of pain, agitation/sedation, delirium, immobility, and sleep disruption in adult patients in the ICU. Crit Care Med 46(9)：e825-e873, 2018

筆頭著者プロフィール（古賀雄二）
大分医科大学（看護学学士），東京医科歯科大学大学院（看護学修士），山口大学大学院（保健学博士）修了．九州大学病院，山口大学医学部附属病院で臨床を経験
日本集中治療医学会J-PADガイドライン検討委員会委員，日本クリティカルケア看護学会せん妄ケア委員会担当理事，日本救急看護学会国際交流委員会委員

表1	ICU せん妄ケアの変遷

2001年　CAM-ICU, ICDSC 発表
　ICU 患者用のせん妄モニタリングツールが開発
　人工呼吸管理中，鎮静中にも使用可能
2002年　SCCM ガイドライン
　鎮痛・鎮静・せん妄（PAD）を区別した
　モニタリングとゴール設定管理
2007年　人工呼吸中の鎮静ガイドライン（日本）
2010年　ABCDE バンドル
　包括的医原性リスク管理
　（人工呼吸，鎮静，せん妄，ICU 筋力低下）
2013年　PAD ガイドライン
　痛みと不穏，せん妄のマネジメントガイドライン
2014年　J-PAD ガイドライン（日本）
2018年　PADIS ガイドライン
　Immobility & Sleep disturbance＝活動と休息のバランス

症状管理
（事後対応）
↓
原因管理
（予防）
↓
非薬理ケア
全盛の時代へ

[4] Ely EW et al：Delirium in mechanically ventilated patients： validity and reliability of the confusion assessment method for the intensive care unit（CAM-ICU）. JAMA 286（21）：2703-10, 2001

[5] Bergeron N et al：Intensive Care Delirium Screening Checklist： evaluation of a new screening tool. Intensive Care Med 27（5）：859-64, 2001

agitation」「せん妄：delirium」を区別して管理する必要性が示され，2013年に米国集中治療医学会より PAD ガイドライン（痛み，興奮・不穏，せん妄ガイドライン）[2]が示されました．それを受けて，日本集中治療医学会は，日本の臨床状況を反映したJ-PAD ガイドライン[1]を作成しました．つまり，J-PAD ガイドライン[1]は PAD ガイドラインの日本語版ではなく，日本版ガイドラインといえます．そして，両者は patient centered care（患者中心のケア）[1][2]を基本概念とした管理指針を提唱していますが，この基本概念は PADIS ガイドライン[3]にも引き継がれています．

J-PAD ガイドラインの基本的視座

●PAD ガイドライン[2]を基に，日本の医療状況を背景とした修正を加え，J-PAD ガイドライン（日本版・集中治療室における成人重症患者に対する痛み・不穏・せん妄管理のための臨床ガイドライン）は作成され，39の clinical question（CQ）を Q&A 方式で解説するとともに，P・A・D ごとのケアも示しています 表2 [1]．

●J-PAD ガイドラインの最初の Q&A は "CQ1：ICU に入室している患者はどのような時に「痛み」を感じているか？ A1：安静時や通常のケアにおいても患者は日常的に「痛み」を感じている" でした[1]．つまり，「患者を評価（assess）すること」が J-PAD ガイドラインのファーストメッセージといえます．患者の痛みが軽視されているので（Q1），客観的・主観的ツールやその併用などの適切な方法で痛みを評価し（Q2～5），先行性鎮痛（preemptive analgesia）を含めた個々の患者に応じた痛みの管理法を考慮すること（Q5～9）を推奨しています[1]．これはまさに，patient centered care（患者中心のケア）の基本概念[1][2]に基づく pain 管理です．そして，個別性と多様性に満ちた刻々と変化する患者の顕在的かつ潜在的な症状・思い・声である痛み（pain）を self-

表2 PAD ケアバンドル

	痛 み	不 穏	せん妄
評価	各勤務帯ごと4回以上＋随時 評価ツール ●NRS ●BPS ●CPOT 疼痛大：NRS≧4，BPS＞5， 　　　　CPOT≧3	各勤務帯ごと4回以上＋随時 評価ツール ●RASS ●SAS ●脳機能モニタ（筋弛緩薬中） 評価 ●不穏：RASS ＋1～＋4，SAS 5～7 ●覚醒（安静）：RASS 0，SAS 4 ●浅い鎮静：RASS −1～−2，SAS 3 ●深い鎮静： 　　　　RASS −3～−5，SAS 1～2	各勤務帯ごと＋随時 評価ツール ●CAM-ICU ●ICDSC せん妄あり ●CAM-ICU 陽性 ●ICDSC≧4
治療	30分以内に治療し再評価 ●非薬物治療とリラクセーション ●薬物治療 ーオピオイド静注＋/ー非オピオイ 　ド鎮痛薬（非神経因性疼痛） ーガバペンチン or カルバマゼピン 　＋/ーオピオイド（神経因性疼痛） ー硬膜外鎮痛（胸部外傷・腹部術後）	目標鎮静レベル or 毎日の鎮静中止（不 穏なく従命 OK）： RASS −2～0，SAS 3～4 ●鎮静浅い：痛み評価・治療→鎮静薬 　（ベンゾジアゼピン以外，アルコー 　ル依存ではベンゾ考慮） ●鎮静深い：適正レベルまで鎮静薬中 　断，再開は50%量より	●適宜鎮痛 ●患者へのオリエンテーション 　（眼鏡や補聴器を） ●薬物治療 ーベンゾジアゼピン薬を避ける ーリバスチグミンを避ける ーQT 延長リスクあれば抗精神 　病薬を避ける
予防	●処置前に鎮痛＋/ー非薬物治療 ●鎮痛優先（その後鎮静）	●毎日 SBT，早期離床と運動（適切な 　鎮静レベル，禁忌なし）	●せん妄リスク（認知症，高血圧， 　アルコール依存，重症度，昏睡， 　ベンゾジアゼピン投与中） ●ベンゾジアゼピンを避ける ●早期離床と運動療法 ●睡眠コントロール ●向精神薬の再投与

BPS, Behavioral Pain Scale；CAM-ICU, Confusion Assessment Method for the Intensive Care Unit；CPOT, Critical-Care Pain Observation Tool；ICDSC, Intensive Care Delirium Screening Checklist；NRS, Numeric Rating Scale；RASS, Richmond Agitation Sedation Scale；SAS, Sedation Agitation Scale；SBT, Spontaneous Breathing Trial.

（文献[2]より引用，文献[1]を参考にして和訳）

report（自己申告）として表現し，self-repot を引き出すインタビュー（対話）方法の明確化と医療チーム内における共通言語化，および，それに基づく管理を推奨しており[1]，これが PAD ガイドラインの基本的視座といえます．

●Agitation 管理については，日本で推奨される鎮静薬と用法・用量の解説に始まり，適切な鎮静評価法の推奨（CQ11），light sedation（浅い鎮静）管理や鎮静中断管理の推奨（CQ10, 12），鎮痛を優先に行う鎮静法（analgesia-first sedation）の推奨（CQ14）などがあります[1]．

●Delirium 管理についても，せん妄モニタリング方法の重要性と評価法（CQ20～22），せん妄リスクファクター（CQ23～25），せん妄の予防法として非薬理的プロトコル（早期離床，音楽介入，音・光の最適化と睡眠環境調整など）の推奨（CQ26），薬理的ケアの可能性（CQ27～31）が示されています[1]．

●その他，早期離床（CQ32～34）や睡眠コントロール（CQ35, 37），チームマネジメント（CQ36），非挿管患者（NPPV 含む）

における鎮痛・鎮静戦略（CQ38），身体抑制（CQ39）について独立項目を作成した点[1]が，J-PADガイドラインの特徴といえます．

PADISガイドラインで何が変わり，看護師は何をめざすのか？

看護師らしい痛みの管理を考える

● 前述のように，J-PADガイドライン[1]は「患者の痛み」を医療者が軽視しないこと，妥当性のある痛みの評価ツールをルーチン使用すること，「患者の主観」を尊重すること，患者の主観を引き出すために「自己申告：self-report」を引き出す関わりに留意することと述べています．つまり，文字どおり「患者に寄り添う」ことが求められていますが，患者の主観である痛みは，いうまでもなく身体的な症状のみではありません．トータルペイン（身体的，精神的，社会的，霊的な痛み）の考え方が必要です．

● そして，痛みを管理しているのは看護師だけでもありませんが，われわれは看護師ですので，「看護師の専門性を活かした痛みの管理」を行いたいという思いもあります．看護師の専門性は，「生活の管理」です．24時間の時間軸のなかで，さらには前後の24時間とも連動して，患者生活のなかにある痛みとは何か，その人らしい生活のなかのpainは何かを追及し続けることが，痛みの管理の第一歩といえるでしょう．

PADISガイドラインは非薬理ケア全盛時代の幕開けガイドライン

● PAD[2]とPADIS[3]の違いは何か，という問いがあるとします．I（immobility：不動）とS（sleep disturbance：睡眠障害）が増えたことであり，活動と休息のバランスの重要性がP・A・Dレベルに格上げされたことであり，24時間の活動と休息のバランス調整をつかさどる看護師の役割の重要性がevidence basedになったということです．24時間のなかにある活動とは，離床の拡大のみを意味するはずはなく，ADL（日常生活行動）の維持・拡大を意味します．24時間のなかにある休息とは，いわゆる夜間の睡眠管理のみを意味するはずはなく，24時間のなかにある「さまざまなADL」の合間の休息を意味します．

● 表3[6]はヴァージニア・ヘンダーソンの基本的生活の構成要素ですが，「さまざまなADL」の個別性と適時性を考えることが重要です．そして，これらの「さまざまなADL」の調整が薬理ケアだけで達成できようはずもありませんが，非薬理ケアだけで達成できようはずもありません．看護師は薬理ケアと非薬理ケアの両面から，活動と休息のバランス調整を行う必要があると，PADISガイドラインから読み取ることができます．

[6] ヴァージニア・ヘンダーソン：“看護の基本となるもの”湯槇ます 他訳. 日本看護協会出版会, 1995

表3	基本的看護の構成要素（生活の支え方）

1. 患者の**呼吸**を助ける.
2. 患者の**飲食**を助ける.
3. 患者の**排泄**を助ける.
4. 歩行時および坐位, 臥位に際して患者が望ましい**姿勢を保持**するよう援助する. また患者がひとつの体位からほかの体位へと**身体を動かす**のを助ける.
5. 患者の**休息と睡眠**を助ける.
6. 患者が**衣類**を洗濯し, **着たり脱いだり**することを助ける.
7. 患者が**体温**を正常範囲内に保つのを助ける.
8. 患者が身体を**清潔**に保ち, **身だしなみ**よく, また**皮膚を保護**するのを助ける.
9. 患者が**環境の危険**を避けるのを助ける. また, **感染や暴力**など, 特定の患者がもたらすかもしれない危険から他の者を守る.
10. 患者が他者に**意思を伝達**し, 自分の**欲求や気持ちを表現**するのを助ける.
11. 患者が自分の**信仰**を実践する, あるいは自分の善悪の**考え方に従って行動**するのを助ける.
12. 患者の**生産的な活動**あるいは**職業**を助ける.
13. 患者の**レクリエーション活動**を助ける.
14. 患者が**学習**するのを助ける.

（文献[6]より引用）

● くり返しますが, 看護師にとってのI（immobility：不動）に対する活動の支援とは, ADL の維持・促進といえます.

PADIS ガイドラインは非薬理ケアのターゲットを明確に示しはじめている

● 次に, S（sleep disturbance：睡眠障害）に対する睡眠支援についての考え方についてです. 表4 は, PADIS ガイドラインで患者が睡眠を混乱させると報告している要因リスト[3]です. PAD ガイドライン・J–PAD ガイドラインでも睡眠促進策は挙げられていますが, 騒音・照明調整およびケアの集中化（なるべく夜間にケア刺激を与えない）のみでした[1,2]. しかし, PADIS ガイドラインでは環境, 病態生理, ケア関連, 精神に4分類し, 具体的に睡眠阻害因子を示しました[3]. この表中に, pain と discomfort があることに注目する必要があります. この2つの要素はあえて和訳しませんでしたが, それ以外の要素はこの2つの要素の具体形ではないでしょうか. Pain を創部痛と訳してしまっては, それ以上に看護の可能性は拡がりません. Discomfort を不快と訳すだけでは, 看護は拡がりません. これらは, pain や discomfort をトータルペイン（身体的, 精神的, 社会的, 霊的な痛み）ととらえると, 2つの要素以外のすべてが包含されますし, この表以外にも患者の個別性に応じた「その人らしい痛み」が存在する可能性に気づくことができますし, これらが個別性の高い非薬理ケアのターゲットといえます. 顕在化されたケアニードだけでなく, 潜在化している・潜在化している可能性のあるニード（潜在的ニード）を読み解く患者との対話が, 患者の生活に寄り添うクリティカルケア看護師の役割といえるでしょう.

表4	患者が睡眠を混乱させると報告している要因のリスト	

環　境	病態生理
騒音	Pain
あふれる光	Discomfort
寝心地	寒暑
他者の動き	息苦しさ
訪室者	咳
空調システム	飢えと口渇
臨床家の手洗い	吐き気
悪臭	尿器・便器の使用
ケア関連	**精　神**
看護ケア	不安，気がかり，ストレス
処置行為	恐怖
バイタルサイン測定	不慣れな環境
検査	時間感覚の喪失
薬物投与	孤独感
ライン・カテーテル類による行動制限	プライバシーの欠如
モニタリング装置の装着	病衣
酸素マスク	就寝習慣の喪失（ベッドタイムルーチン）
気管チューブ	看護師の名前が分からない
尿道カテーテル	医療用語が分からない

（文献3より引用）

- PAD に加えて I と S が付いたことで，活動と休息の概念の重要性が明確に示された今日，看護師はより明確に，意図的に患者の生活管理を包括的に行っていくことが求められています．

臨床適応のポイント

Pain は全人的にとらえる

- Pain（痛み）とは，身体面で感じる「痛い」や「苦しい」などを代表とした身体的苦痛のみを指しません．オピオイド系を代表するフェンタニルなどの鎮痛薬を使用するだけでは，患者が感じる苦痛をすべて取り除くことはできません．
- 患者が感じる痛みや苦痛というものは前述した疾病に関連するものや症状に代表される身体的苦痛だけではなく，トータルにとらえるトータルペイン（全人的苦痛）という概念があります．これは Saunders[7]が患者が経験している複雑な苦痛について提唱した概念であり，身体的苦痛のほかに精神的苦痛，社会的苦痛，霊的苦痛が挙げられます．精神的苦痛とは，身体的苦痛とともにあり，特定の身体部位を指摘しにくい不快な感情を指し，身体的苦痛が執拗に続くと患者は喪失にともなう危機状態や悲嘆を呈したり，不安や恐怖，極度のせん妄をはじめとした苦痛を抱くことを指します．次に社会的苦痛とは，誰もが社会においていくつもの役割（仕事や父親，母親など）をもちながら生活を営んでいますが，

[7] Saunders C, Sykes N eds："The Management of Terminal Malignant Disease（3rd ed）". Edward Arnold, 1993

疾病により仕事などの社会的役割の変容や喪失が起こることで役割が果たせず生じる苦痛を指します．最後に霊的苦痛とは，病気によって人生を支えてきた意味が見えなくなってしまったり，死や病の接近に自己存在が脅かされて感じる苦悩や苦痛を指します．このように患者はさまざまなpainが複雑に絡み合った状況に晒されているため，全人的な観点からpainをとらえる必要があると考えることができます．

事後対応中心から，予防ケア中心の痛みの管理へ

● 患者が痛みを表出したあとに痛みに対処することはもちろんですが，重要なのは予防ケア中心の痛みの管理にあると考えます．クリティカルケア領域における痛みとは，さまざまな要素が絡みあって複雑な痛みとして表出されることが多く，表出されたあとでの痛みの管理は容易ではありません．しかし，クリティカルケア領域のように突発的な状況に巻き込まれ，時間的制約や限られた情報のなかで活動を求められる状況では，患者を全人的にとらえることは困難であることが推測されます．ではどのようにして介入していくのか次項で詳細に述べていきます．

クリティカルケア患者との対話とは，潜在的ニードの推察である

● 患者がもつニードには，モニタに表示されるバイタルサインやさまざまな評価ツールや言語的コミュニケーションにて得られる顕在的ニードがありますが，これらは昏睡患者や生まれたばかりの赤ちゃんなどからは十分な結果が得られない場合もあります．そのため，重要なことは，全身から発せられるサインを察しとって得られる潜在的ニードに注目する必要があります．潜在的ニードとは，見て・聞いて・感じるなどして患者の個別性に関連した情報を基にニードを推察して得られるニードですが，クリティカルケア領域の患者を対象にするとどうしても答えが出ずに限界を迎える場面もあります．だからこそ，患者を支える重要他者を含めた家族から患者のヒストリー（現病歴，既往歴に加え，生活歴やその人のニード歴）を聞き取り，患者の個別性を推察して関わることで患者が抱える潜在的ニードを可能な限り察することが可能になります．

おわりに

● 痛みは患者の主観ですが，クリティカルな患者はそれを適切に自己申告できるとはかぎりません．看護師の専門性を活かし，生活のなかにある痛みとは何かを考え続けること，痛みがある可能性を疑い続けてそれを緩和する策を考え続けることが，J-PADガ

イドライン・PADISガイドラインから読み解く看護師らしい痛みの管理と考えます．

患者のゴールは，自宅に戻り社会復帰できることです．
退院して自宅に帰ったときのことを想像すると，「いま私たちがどのように介入しなくてはならないのか」を選んでいけるのだと思います．ガイドラインはあくまでもガイドとするための内容です．それぞれの病院，患者に見合った形に調節し，用いていくことも必要です．

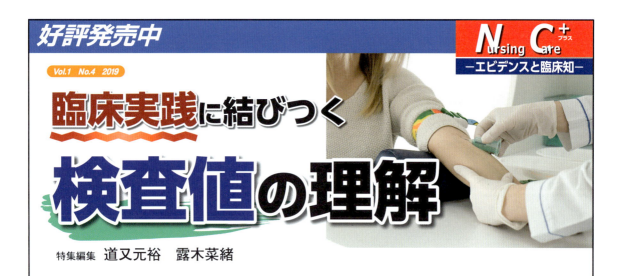

I. 総論

トータルペインとは？
~患者の苦痛を看る視点を広げよう，スピリチュアルペインって？~

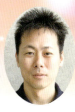

公益社団法人 沖縄県看護協会
（緩和ケア教育課程主任教員，がん看護専門看護師） 吉澤 龍太（よしざわりゅうた）

エビデンス&臨床知

エビデンス
- ☑ トータルペインのケアの第一歩は，身体症状の緩和から始まる．
- ☑ 苦痛症状は単独ではなく，影響しあった複数の症状を包括的に評価することが重要である．
- ☑ 不安や抑うつなどの精神症状に対し，セルフケア指導や情報提供，また心理社会的介入などの非薬理的ケアが効果的である．

臨床知
- ☑ トータルペインの表出には，その根底にスピリチュアルペインが強く影響している．
- ☑ トータルペインのケア目標は，対象者の価値観に委ねられるため個別的な対応が求められる．

はじめに

- 世界的に緩和ケアの需要が高まるにつれて，患者の多面的な苦痛を把握するために全人的苦痛（以下，トータルペイン）を理解する必要があります．トータルペインとは，生命を脅かす疾患をもつ患者は身体的苦痛，精神的苦痛，社会的苦痛，スピリチュアルな苦痛（スピリチュアルペイン）をもち，それらの苦痛は相互に影響しあっていることとされています[1]．これは緩和ケアの礎を築いたSaundersによって進行がん患者のニーズとケアに対する必要性を表す意味で提唱されましたが，近年ではがんだけでなく，HIV，慢性疾患の患者全般に共通する概念になっています．

- ただし，トータルペインの概念は，がん患者を中心に発展してきたこと，また筆者はがんを専門としているため，ここではおもにがん患者に関するトータルペインを中心に説明します．これまでの概念図では4つの苦痛は同じ位置づけでしたが，**スピリチュアルペインはその患者の根底にある人生観，死生観などを反映し**，他の苦痛の感じ方や苦痛へのケアの満足度に強く影響することか

[1] Saunders DC ed : "The Management of Terminal Malignant Disease (2nd ed)". Edward Arnold, 232-41, 1984

著者プロフィール（吉澤龍太）
沖縄県立看護大学卒業後，那覇市立病院で勤務
那覇市立病院で勤務しながら，沖縄県立看護大学大学院で修士課程を取得
2012年 がん看護専門看護師
2018年 沖縄県看護協会 緩和ケア教育課程 主任教員のため出向し，現在に至る

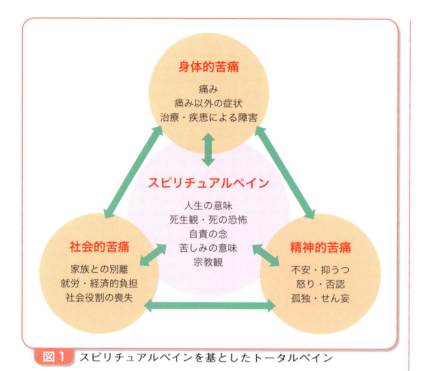

図1 スピリチュアルペインを基としたトータルペイン

らトータルペインの基であると筆者は考えます 図1 ．それぞれの苦痛が混在しながら影響を与えるので，アセスメントは困難ですが，基本的には**身体，精神，社会，スピリチュアルの順で包括的なアセスメント**が必要とされています．

トータルペインを構成する4つの苦痛

身体的苦痛

- 身体的苦痛は，痛みをはじめ呼吸困難，悪心・嘔吐のような疾患特有の症状だけでなく，健常者でも体験する倦怠感や便秘もあります．ただし，疾患や治療の影響でのこれらの症状は，著しく強度で慢性的であることが多いため，患者の負担は計りしれません．
- 大抵，これらの症状は単一ではなく，疾患の進行とともに1人の患者に重複して存在します．終末期がん患者の主要な身体症状の経過を 図2 [2]で示します．
- これをみると，がん患者は生存期間2ヵ月ごろまでは各症状の変化は少ないですが，1ヵ月ごろになると急激に悪化します．痛みや呼吸困難には医療用麻薬の投与というエビデンスが高い治療法が確立しているため，死亡する直前まで症状の軽減は図れます．しかし，だるさや食欲低下，全般的な調子の悪さなど，全身的な機能不全による症状の治療法は，エビデンスが確立していないため，症状の軽減はいまだ困難な現状です．
- 図で示すように疾患の進行とともにさまざまな症状が折り重なりますが，ここでは**症状クラスター（symptom cluster）** という概

[2] Seow H, et al：Trajectory of performance status and symptom scores for patients with cancer during the last six months of life. J Clin Oncol 29(9)：1151-8, 2011

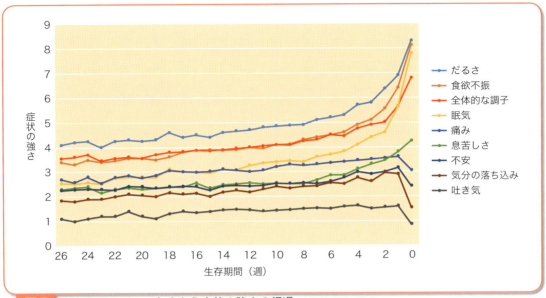

図2 死亡までのがんにともなう症状の強さの経過（文献2を参照して作成）

念を紹介します[3]．クラスターは「房」「集団」を意味しており，臨床において同時に3つ以上の症状が生じている状況を示しています．これらの症状は同一の原因ではないこともあり，関係性があるものとないものがあります．この概念で苦痛症状を評価することで，1つの症状をきっかけに続発する症状が予測でき，迅速に対応できること，また患者自身にも症状の進行を早期に説明することでセルフケア能力を高めることができるなどの利点があるとされています[4]．

- 身体的苦痛をもたらす各症状のケアの基本は「我慢をさせない」ことです．たとえば，痛みを我慢させることで，くり返す痛み刺激により，神経の刺激閾値が低下し，軽微な刺激でも痛みと認識されます（末梢性感作）．この状態がさらに継続すると，中枢性神経の末端からさまざまな興奮物質が放出され，より強い痛みが広範囲に発生するといわれます（中枢性感作）[5]．このような機序で，痛みを我慢させることは通常の適正量の鎮痛薬では効きづらくなり，慢性化させることになります．

精神的苦痛

- 精神的苦痛は不安，抑うつ，怒り，不眠，疾患の進行に対する否認，またはせん妄が含まれます．仕事や家事ができない，眠れないなどの日常生活に障害をもたらすほどの適応障害で10〜42％，進行・終末期がん患者で10〜20％の希死念慮が示されています．うつ病，適応障害の危険因子を**表1**に示します．

- もともとの個人の性格にもよりますが，原疾患によっても影響度は異なります．また，表にあるように身体的苦痛や社会的サポートの乏しさも危険因子になったり，逆に精神症状が他の苦痛の危

[3] Dodd MJ et al：Symptom clusters and their effect on the functional status of patients with cancer. Oncol Nurs Forum 28（3）：465-70, 2001
（エビデンスレベルⅣ）

[4] Kwekkeboom KL：Cancer symptom cluster management. Semin Oncol Nurs 32（4）：373-82, 2016
（エビデンスレベルⅠ）

[5] 冨安志郎 他：Ⅱ章 背景知識．"がん疼痛の薬物療法に関するガイドライン"特定非営利活動法人 日本緩和医療学会 緩和医療ガイドライン委員会 編．金原出版，pp18-119, 2014

表1	うつ病・適応障害への危険因子	
生物学的	心理学的	社会学的
●若年 ●家族のうつ病既往 ●うつ病の既往 ●がん関連の要因 ・進行がん ・低い Performance Status ・身体的苦痛（痛み，倦怠感） ・原疾患（膵がん，頭頸部がん，肺がん，脳腫瘍，ホジキン病）	●乏しいソーシャルサポート ●不安・回避傾向 ●低い自己評価	●短い教育経験 ●乏しい社会的支援 ●社会機能の低さ ●最近の近親者の喪失 ●最近のストレスイベント ●心的外傷の既往 ●物質乱用

（文献6より引用）

険因子になるという悪循環が生じることから，早期発見・早期介入の重要性が示唆されます．

●通常，このような精神的苦痛は，がん診断後の告知や病状の進行などの悪い知らせをきっかけに起きることが多いとされています．その直後はほとんどの人が強い抑うつ状態に陥り，日常生活に支障をきたしますが，2週間～1ヵ月ほどでなんらかの折り合いをつけることで回復し，通常の日常生活に戻るとされています．

エビデンス1

精神的苦痛には，心理社会的介入が有効

数週間経過しても回復がみとめられない場合は，精神科医などの専門職へのコンサルテーションを検討することも必要です6．その際，向精神薬の投与も効果はありますが，非薬理的なケアも併用すると効果的です．非薬理的ケアとして，セルフケア指導や情報提供，また集団（または個人）を対象としたリラクセーションを主としたセラピーやカウンセリングなどの心理社会的介入が高いエビデンスを示しています78．

社会的苦痛

●社会的苦痛は，病状の進行や治療にともなう身体的機能の低下や喪失，外見の変容によって，それまで果たしていた社会的役割の中断を余儀なくされ，「自分は社会や家族から必要とされていない存在か」と苦悩することで，社会的な孤立感を強く感じることから始まります．

●社会的苦痛のなかでも多くの人に共通するのが経済的問題，また就労の問題です．治療を継続することで費用がかかりますが，がんと診断後に，依願退職，または解雇になった割合は全体の1/3を占める9にもかかわらず，治療中・治療後の職場復帰支援に関する社会資源はまだ乏しい現状といえます10．主治医に就労の相

6 清水 研 他：うつ病と適応障害．"専門家をめざす人のための緩和医療学"日本緩和医療学会 編．南江堂，pp235-43, 2014

7 Sheldon LK et al：Putting evidence into practice：evidence-based interventions for anxiety. Clin J Oncol Nurs 12(5)：789-97, 2008（エビデンスレベルⅠ）

8 Fulcher CD et al：Putting evidence into practice：interventions for depression. Clin J Oncol Nurs 12(1)：131-40, 2008（エビデンスレベルⅠ）

9 「がんの社会学」に関する研究グループ 編：「2013がん体験者の悩みや負担等に関する実態調査 概要報告 第3版 がんと向き合った4,054人の声」https://www.scchr.jp/cms/wp-content/uploads/2015/09/2015090902.pdf（2019.5参照）（エビデンスレベルⅤ）

10 野村和弘 他：がん患者治療中・治療後の職場復帰支援に関する社会資源の調査．日職災医会誌 59(5)：255-62, 2011

談をしている場合，就労を継続している割合が高いですが，実際，患者は主治医にではなく家族にのみ相談している割合が高いです[11]．そのため医療者からの就労を継続するよう勧める必要があります．このような問題があるなか，国の政策によってさまざまな就労支援が始まり，企業経営者側は，患者に対して支援していると認識しているものの，患者本人からは支援がなかったと回答する割合が多く，周囲と本人との支援ニーズとコミュニケーションにギャップが生じている現状となっています[12].
- このように経済的，就労に関する社会的苦痛は，どの疾患においても生じますが，常に患者のニーズを正確に把握し，適切な制度の選択と社会サービスを柔軟に検討することが必要です．

スピリチュアルペイン

- 身体の変化や機能の喪失によって，これまでの日常性が維持できなくなったとき，人はそれまでの人生の意味や目的を考えるようになります．とくに病状の進行にともない，それまで漠然としていた自身の死を現実と認識すると，自身の存在全体が「揺さぶられる」苦悩に直面します．この苦悩をスピリチュアルペインといいますが，その定義にはさまざまあります．ここでは村田の「**自己の存在と意味の消滅から生じる苦痛**」の定義を提唱します[13]．この定義では，人間の存在意義を3つの次元で分類ができ，**図3**にあるように，**スピリチュアルペインは「自己の死の接近」を認識した際に生じる存在意義の喪失による苦痛**としてとらえることができます．苦痛の根底には，自己の死があるため，**医療者を含む第三者が解決することはできないという点**が，**精神的苦痛との大きな違い**です．スピリチュアルペインを和らげる介入にはいくつかの方法がありますが[14]，共通するのは思いやりをもって，共にいること（presence）と傾聴（listening）することを通しての対話です．対話を通して，人は人生を振り返りながら意味づけ

[11] 富田眞紀子 他：乳がん患者の診断後の就労変化とその関連要因．乳がんの臨床 32(6)：519-29, 2017
（エビデンスレベルV）

[12] アフラック生命保険株式会社，キャンサー・ソリューションズ株式会社 編：「がん就労に関する調査 2018」
https://www.aflac.co.jp/news_pdf/2018110102.pdf (2019.5.15 参照)
（エビデンスレベルV）

[13] 村田久行：終末期がん患者のスピリチュアルペインとそのケア．日ペインクリニック会誌 18(1)：1-8, 2011
（エビデンスレベルVI）

[14] 田村恵子 他：スピリチュアリティとスピリチュアルケア．"専門家をめざす人のための緩和医療学" 日本緩和医療学会 編．南江堂，pp304-12, 2014

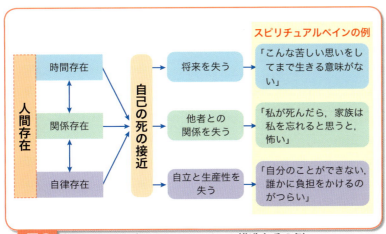

図3 村田によるスピリチュアルペインの構造とその例（文献[13]を参照して作成）

をしていき，残された時間のなかでどんな苦悩のなかにでも生きる意味を自ら見いだしていく．その過程を医療者はサポートすることができるのです．

事例を通したトータルペインとその看護

【事 例】

A氏40代男性

診断名：腎がん，多発骨転移（広範囲の脊椎転移，肩甲骨，左右肋骨）

家族背景：妻と8歳の息子

経過：予後予測は月単位，終末期の診断であり，A氏にも伝えられている．医療用麻薬を高用量で内服していた．

短距離の歩行は可能だが，広範囲の骨転移によって転倒や体幹の捻転・過重負荷によって病的骨折の危険性が高く，おもな移送は車いすであった．

痛みは医療用麻薬で夜間，間欠的だが睡眠が可能な程度まで軽減していた．ただ，体動時の痛みはPain Scaleで4/10くらいは残存していた．

医療用麻薬の増量を本人に提案したところ，「（医療用麻薬による）眠気が出るのが嫌だ」との意向が聞かれた．比較的にまだ若い年齢からも，眠気で思うように動けないことによる気持ちの落ち込みと，今後痛みが増強するのではという不安との間で葛藤を感じていた．

「息子が8歳になる．本当は海で遊んだり，プロレスごっことかして遊んであげたい．でも，我慢させている．医師からは，そんな遊びをすると骨折すると説明された．父親らしいことをしたいが，家族にも負担をかけるだけ．それがあまりにも辛い」と苦悩を話された．

- この事例に生じていたトータルペインを 図4 で示します．
- A氏は自身の予後が短いことを自覚しており，家族，とくにまだ学童期の息子との関わりを残された時間のなかで生きる意義としていました．しかし，息子との関わりのための活発的な遊びは，体動をともなうため多発骨転移部の痛みの増強は必発でしたし，加えて病的骨折はその後のA氏のQOL低下に直結することが予測されました．そのため，疼痛の軽減の目標を完全除痛ではなく，「A氏が家族と関わりが保てるように痛みへのセルフケアが行える」としました．セルフケアができるというA氏の認識は，今後の症状に対する不安の軽減となり，痛みを軽減することで家族との関わりがもて，結果的にはスピリチュアルケアにつながると示唆されました．

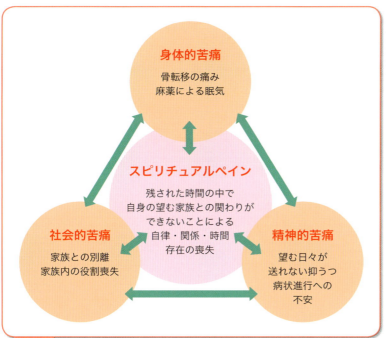

図4 A氏の家族との関わりを生きる意義としたトータルペイン

看護の実際

- 看護師は情緒的関わりを意識しながら，息子との関わり方を何度もA氏と話しあいました．A氏は何度も痛みと眠気の折り合いに難渋している想いを話されましたが，看護師は想いに共感し，語りを促しました．しだいにA氏は自身の語りをくり返すなかで，苦悩を逃れられない現実と認識し，そのなかで自身がもっとも求めるものを何度も修正することで，「そばにいるだけでも，息子にとって父親の存在を記憶してもらえている」と，新たな価値観を構築していきました．
- その結果，疼痛軽減の目標も家族と時間を共有できる程度とし，達成可能な目標設定になり，自身の望む家族との関わりをすることができました．病状が進行し，意識低下に至るまで，A氏は自身のトータルペインと折り合いをつけながら，家族との時間を共有することができました．

まとめ

- トータルペインに対するケア目標は，最後までその人らしいQOLの改善です．QOLとは生活者が生きる環境の良し悪しの価値評価であり，その人の人生の可能性（選択の幅）をどれほど広げているか，どれほど自由にしているかで評価できます[15]．
- 先述した事例も，逃れられない自身の死とさまざまな制限が生じている環境のなか，現実との折り合いをつけながら，残された人生の選択の幅を少しでも広げようと模索しており，医療者はそれ

[15] 清水哲郎：QOLの基礎理論・再考．緩和医療学2(2)：132-7, 2000
（エビデンスレベルⅥ）

を支援しているのです．

- トータルペインのマネジメント方法として2つのアプローチを提示します．一つ目は，どのような苦痛も患者の主観的な体験であり，そのマネジメントは苦痛を認識している人，すなわち患者が主体で行うことが重要です．医療者は患者のセルフケア能力を評価しながら，マネジメントの方法を患者と共有し，患者のセルフケア能力を支援する役割が求められます．二つ目に，トータルペインはそれぞれの苦痛が互いに影響しているため，そのマネジメントにはさまざまなニーズが生じます．看護師だけではそのすべてに対応することは不可能であり，チーム医療で関わることが重要です．看護師はチーム医療において，患者・家族の代弁者としての橋渡し役と，またチーム内の潤滑油的な役割を求められています．

◆代弁者

代弁者とは，もともと法律的な用語ですが，これを看護の領域に導入すると，患者・家族の希望や不安，悩みごとをたとえば医師に伝え，その結果，患者・家族が安心して医療を受けられるよう環境を整えることなのでしょう．
しかし，それは今にはじまったことではなく，そして特別なことではなく，そもそも看護ケアの真骨頂なのかもしれません．

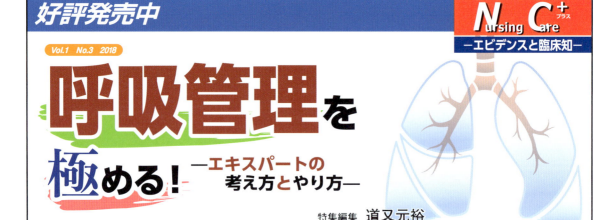

Ⅱ. 部位別・種類別，痛みのマネジメント

● **頭　痛**
〜「危険な頭痛を見逃さず」かつ「苦痛緩和をめざした」関わり〜
223

● **胸　痛**
〜4キラーディジーズを見逃すな！〜
232

● **腹　痛**
〜"お腹が痛い"といわれたときに，どうアセスメントするか？〜
242

● **創痛（術後痛）**
〜創痛（術後痛）への関わりは術前からすでに始まっている⁉〜
250

● **がん性痛（がん性疼痛）**
〜がん患者の痛みに寄り添える看護師をめざして〜
258

新刊

はじめて学ぶ "伝わる" プレゼンテーション
― 患者指導，カンファレンスから 学会・院内発表まで ―

埼玉県立大学保健医療福祉学部看護学科 教授
編著：**國澤 尚子**

プレゼンテーションとは学会発表だけでなく、自分の考えを他者に伝える手段の1つです。日々の看護業務に役立つキホンとコツを紹介します！

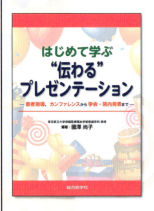

ISBN978-4-88378-675-6
B5判　114頁
定価(本体2,600円+税)

主な目次

Chapter1 プレゼンテーションをはじめる前に
1. 「話す」場面
2. 「伝えたいこと」と「聞きたいこと」の違い
3. 看護師に求められるプレゼンテーション力

Chapter2 プレゼンテーションのキホン
1. プレゼンテーションの目的と内容
2. メッセージが伝わるための要素
3. 論理的な組み立て
4. イメージの共有
5. 視覚からの情報伝達

Chapter3 人前で上手に話すためのコツ
1. 自己紹介
2. 「私の大切な物」を紹介
3. 面接試験での自己PR
4. 患者・家族への説明

Chapter4 学会発表，院内発表のためのプレゼンテーションのキホンとコツ
1. 発表方法の特徴を知ろう
2. 研究発表の構成を考えよう
3. 見やすい表現をしよう
4. スライドの作り方のキホンとコツ
5. スライドを作ってみよう
6. 修正後のスライドと修正ポイント
7. スライドを使った発表練習と本番
8. ポスターの作り方のキホンとコツ
9. 作成したポスターを最大限に活用した発表

Chapter5 カンファレンスや日々の申し送りでのプレゼンテーション
1. カンファレンス
2. 申し送り
3. 研修報告（伝達講習）
4. 会議の報告

Chapter6 さらにプレゼンテーション技術を高めるために

好評既刊のこちらもよろしく！

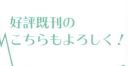
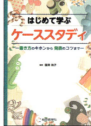

はじめて学ぶ ケーススタディ
―書き方のキホンから 発表のコツまで―

編著：**國澤 尚子**

「明日からケーススタディが書ける」をコンセプトに、考え方から、書き方、発表までを、ポイントを絞って解説。実例紹介では、添削指導や講評を掲載し、学習効果を高めます。

ISBN978-4-88378-643-5
B5判　144頁　定価(本体1,800円+税)

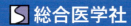

総合医学社　〒101-0061　東京都千代田区神田三崎町1-1-4
TEL 03(3219)2920　FAX 03(3219)0410　http://www.sogo-igaku.co.jp

Ⅱ．部位別・種類別，痛みのマネジメント

頭 痛
～「危険な頭痛を見逃さず」かつ「苦痛緩和をめざした」関わり～

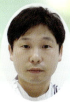

東海大学医学部付属病院
ICU（集中ケア認定看護師）　池田 優太（いけだ ゆうた）

エビデンス&臨床知

エビデンス
- ☑ 危険な二次性頭痛の特徴・症状を把握する．
- ☑ 危険な頭痛の診断アルゴリズムに沿って行う．
- ☑ 突然の頭痛に悪心・嘔吐・めまい，複視・視力障害，せん妄をともなう場合には，くも膜下出血を疑う．またCT，MRIに異常がなくても，くも膜下出血が強く疑われる場合は，腰椎穿刺を考慮する．

臨床知
- ☑ 患者の頭痛やそれにともなう苦痛に早期に気づき，対応する．
- ☑ 頭痛を経時的に評価し，危険な頭痛を早期発見．
- ☑ 全人的な視点で患者の苦痛をとらえ，頭痛の閾値を上げ苦痛を緩和する．

はじめに

●頭痛とは，頭部の一部あるいは全体に痛みを感じる深部痛です．また，後頭部と後頸部の境界，眼の奥の痛みも頭痛とされています．頭皮の外傷や炎症，化膿などの頭皮表面の痛みは，頭痛とはいいません．頭痛は，脳神経領域では，多く訴えられる症状ですが，患者が頭痛を訴えた場合，あなたはどのように対処しますか？循環器疾患で入院した方が，「片頭痛持ちで頭痛を訴えていたのが，じつは脳出血であった」ということもあるかもしれません．本稿では，危険な頭痛を見逃さないように特徴を理解するとともに，苦痛緩和をめざしたマネジメントを学んでいきましょう．

著者プロフィール（池田優太）
2010年 神奈川県立平塚看護専門学校卒業，同年 東海大学医学部付属病院に入職し，集中治療室に勤務
2015年 3学会認定呼吸療法認定士取得．2017年 集中ケア認定看護師取得
せん妄ケアチーム，RST，早期リハビリテーションチームに所属
せん妄ケアチームに属していますが，せん妄ケアにおいて患者さんの病態を捉えるとともに，入院に伴うストレスや苦痛を軽減していくことの重要性を日々実感しています．集中治療室の中でも「いかにその人らしく過ごせるか」をめざし，奮闘しています．

生命の危機が潜む二次性頭痛

- 頭痛といっても多くの分類に分かれていますが，大きく一次性頭痛と二次性頭痛に分かれます．一次性頭痛は，頭痛となる原因がなく，慢性的にくり返し，片頭痛，緊張型頭痛，群発頭痛が含まれます．二次性頭痛は，くも膜下出血や髄膜炎，脳炎が含まれ，頭痛の原因として他の疾患があり，緊急性が高く，生命の危機となる頭痛です．

頭痛の分類

- 国際頭痛分類 表1 が示すように頭痛の原因は多種多様です[1]．そのなかでも二次性頭痛は，生命の危険が潜むため，私たち看護師は，二次性頭痛を見きわめ，早期に対応していくことが重要です．では，どのように一次性頭痛と二次性頭痛を見きわめるのでしょうか．

[1] 国際頭痛学会・頭痛分類委員会："国際頭痛分類 第3版" 日本頭痛学会・国際頭痛分類委員会 訳．医学書院, 2018

表1 頭痛分類（国際頭痛分類 第3版）

第1部　一次性頭痛：4分類
1. 片頭痛
2. 緊張型頭痛
3. 三叉神経・自律神経性頭痛
4. その他の一次性頭痛疾患

第2部　二次性頭痛：8分類
5. 頭頸部外傷・傷害による頭痛
6. 頭頸部血管障害による頭痛
7. 非血管性頭蓋内疾患による頭痛
8. 物質またはその離脱による頭痛
9. 感染症による頭痛
10. ホメオスターシス障害による頭痛
11. 頭蓋骨，頸，眼，耳，鼻，副鼻腔，歯，口あるいはその他の顔面・頸部の構成組織の障害による頭痛または顔面痛
12. 精神疾患による頭痛

第3部　有痛性脳神経ニューロパチー，他の顔面痛およびその他の頭痛：2分類
13. 脳神経の有痛性病変およびその他の顔面痛
14. その他の頭痛性疾患

（文献[1]を参照して作成）

エビデンス1

危険な二次性頭痛の特徴・症状を把握する

『慢性頭痛の診療ガイドライン』では，二次性頭痛の特徴・症状として次のような症状がある場合とされています．表2 のような症状が出現した場合は，危険な頭痛の可能性があります．二次性頭痛を疑って積極的な検索が必要です（グレードA）[2]．

[2] 日本神経学会・日本頭痛学会 監：CQ I-2 一次性頭痛と二次性頭痛はどう鑑別するか．"慢性頭痛の診療ガイドライン2013". 医学書院, pp6-8, 2013
※推奨グレードA：行うよう強く勧められる

| 表2 | 二次性頭痛の診断のポイント （文献2より引用） |

①突然の頭痛
②今まで経験したことがない頭痛
③いつもと様子の異なる頭痛
④頻度と程度が増していく頭痛
⑤50歳以降に初発の頭痛
⑥神経脱落症状を有する頭痛
⑦癌や免疫不全の病態を有する患者の頭痛
⑧精神症状を有する患者の頭痛
⑨発熱・項部硬直・髄膜刺激症状を有する頭痛

● さらに，アルゴリズムを用いた問診により，二次性頭痛を見きわめる方法もあります．

エビデンス2

危険な頭痛の診断アルゴリズム

『慢性頭痛の診療ガイドライン』では「頭痛診療で最初に行うことは，二次性頭痛のなかでも危険な頭痛をまず鑑別することである．…（中略）…簡易診断アルゴリズムは，実地診療で頭痛診断の手がかりになる有力な手段の1つである」（グレードB）とされています[3]．エビデンス1での二次性頭痛を疑う症状とともに，問診のアルゴリズム 図1 を用いていきましょう．

[3] 日本神経学会・日本頭痛学会 監：CQ I-8 アルゴリズムをどう使用するか．"慢性頭痛の診療ガイドライン2013"．医学書院，pp23-5，2013
※推奨グレードB：行うよう勧められる

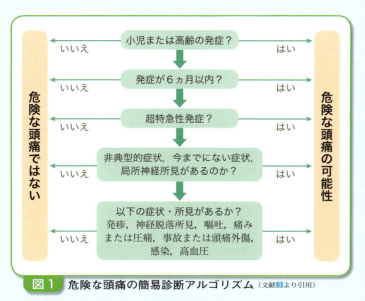

図1 危険な頭痛の簡易診断アルゴリズム （文献3より引用）

● 上記の訴えや症状があり，二次性頭痛の可能性があれば意識・神経学的な所見の評価とともに，医師に適切な画像診断，血液検査，髄液検査などを依頼し，迅速に対応していく必要があります．

二次性頭痛でもっとも怖いくも膜下出血

- 二次性頭痛で緊急度・重症度が高いのは，くも膜下出血です．くも膜下出血が疑われた場合は，早期に医師に連絡し，必要な検査から診断を行い，治療につなげていくという重要な役割が看護師にはあります．フィジカルアセスメントをするうえで，「突然の頭痛に悪心・嘔吐・めまい」，「複視・視力障害」，「せん妄」がないかが重要になってきます．くも膜下出血を疑われる場合は，画像検査を依頼しましょう．しかし，**画像が正常にみえても，くも膜下出血が疑われる場合は，腰椎穿刺を考慮することが必要**🔍です 表3．

エビデンス3

くも膜下出血の診断

『慢性頭痛の診療ガイドライン』では，くも膜下出血の診断について以下のように述べられています（グレードA）[4]．

- くも膜下出血が疑われた場合には，迅速・的確な診断と専門医による治療が必要である．
- 典型的な症状は「今までに経験したことがない激しい頭痛」である．
- くも膜下出血では，少量の出血による警告症状を呈することがあり，突然の頭痛に悪心・嘔吐・めまい，複視・視力障害，せん妄をともなう場合には注意を要する．
- 画像診断では発症早期のCTあるいはMRIのfluid-attenuated inversion recovery（FLAIR）の診断率が高い．
- 画像診断が陰性でも，くも膜下出血が強く疑われる場合には腰椎穿刺を考慮する．
- 頭痛発症後数日以降では，脳血管攣縮による脳虚血症状を呈することもある．

[4] 日本神経学会・日本頭痛学会 監：CQ I-3 くも膜下出血はどう診断するか．"慢性頭痛の診療ガイドライン2013"．医学書院，pp9-11, 2013

表3 検査について

頭部単純CT
脳血管障害が疑われる場合は，まずCT検査を依頼する．脳梗塞では発症6時間以降で低吸収域を呈する．超急性期では脳溝の左右差・皮質白質境界・レンズ核の不明瞭化に注意する．

頭部MRI・MRA
急性期脳梗塞の診断に拡散強調画像（diffusion weighted image：DWI）が有効とされている．また，脳幹部病変の描出に優れている．MRAは脳動脈瘤，脳動静脈奇形，脳動脈解離の検出に有効である．

CT血管撮影
脳動脈瘤からのくも膜下出血が疑われる場合は，動脈瘤を確認するために造影CTによる血管撮影は精度が高いため有効である．

脳脊髄液検査
髄膜炎や脳炎，くも膜下出血の確認が必要な場合に脳脊髄液検査を実施する．頭蓋内圧亢進症状，出血傾向，頭部単純CTで頭蓋内に脳圧亢進を示す場合は，禁忌または慎重に行う．髄膜炎，脳炎では起因菌，起因ウイルスを同定することが必要である．また，脳動脈瘤からの出血量が少ない場合，確定診断のために脳脊髄液検査が必要となる．髄膜炎は髄液細胞数増多により診断される．くも膜下出血は髄液外観が血性，キサントクロミーとなる．

> **臨床知 1**　患者の頭痛・苦痛を察知する
>
> 看護師として意識・神経学的所見を観察し，症状変化に気づくことができる五感が大切です．そばにいる看護師が患者の頭痛（苦痛）にいち早く気づくことができます．そのため，患者と接する際は，普段から意図的に観察し，評価しましょう．「何かおかしい？」と感じたことをそのままにせず，「ここがおかしい！」と判断できるアセスメント力が必要です．さらに，それを医師に報告し，診察・検査により迅速に診断・治療ができる調整力も大切です．

頭痛の症状の問診およびアセスメント

頭痛の随伴症状の有無と程度

- 二次性頭痛が疑われた場合は，全身のフィジカルアセスメントを行い迅速に対処していきます．くも膜下出血だけでなく，その他にも危険頭痛が潜んでいる可能性があります．危険な二次性頭痛を見つけるためには，ポイントを絞った問診からフィジカルアセスメントにつなげていく必要があります．二次性頭痛の症状や問診のポイントに加え，頭痛の症状の経時的な変化に気づくためには以下に注意しましょう．

> - 動悸，発汗，冷汗，血圧上昇，徐脈，呼吸数増加
>   脳出血による頭痛にともない血圧が持続的に180/110mmHg以上の場合は，高血圧性脳症が考えられます．降圧薬による点滴持続静注を開始して，目標血圧をめざします．末梢冷感や虚脱，capillary refilling time（CRT）延長，血圧低下などによりショック状態をともなう場合は，静脈路確保とバイタルサイン測定とモニタリングを行い，輸液や昇圧薬を使用します．
> - けいれん，てんかん，意識障害，運動障害，言語障害，見当識障害
> - 発熱，悪心・嘔吐，食欲不振，涙，鼻汁分泌増加，顔面紅潮
> - めまい，眼球振盪，立ちくらみ，項部痛，閃輝暗点，一過性半盲，眼痛，視力障害，複視，視野狭窄，眼瞼下垂の有無
>   眼所見として，片側の散瞳や対光反射消失・減弱は，動眼神経圧迫による初期症状であり，脳動脈瘤の切迫破裂が疑われます．その場合は，緊急で画像検査を行えるように医師に連絡しましょう．角膜浮腫，毛様充血や浅前房所見があれば，緑内障が疑われ，眼底のうっ血乳頭は頭蓋内圧亢進が疑われます．
> - しびれ感，項部硬直，肩こり

- ●集中力の低下，意欲低下，作業効率低下
- ●不安，不眠，イライラ，不穏，せん妄症状，抑うつ傾向

● 頭痛を訴えた患者から二次性頭痛に関連した症状を中心に問診を行いましょう．

発症の仕方と時間の経過

● 頭痛の随伴症状とともに，その頭痛はいつ・どのように始まったのか，以前にも同じような頭痛があったのか，一過性頭痛，急性の激しい頭痛，慢性・反復性・持続性の頭痛，慢性的な頭痛があったのか，時間経過とともに増悪しているのかをみます．

● くも膜下出血，脳動脈解離，可逆性脳血管収縮症候群（reversible cerebral vasoconstriction syndrome：RCVS）による頭痛は，突発的に生じ，雷鳴頭痛ともいわれ注意が必要です．上気道や皮膚の感染に続く発熱・頭痛は髄膜炎，脳炎の可能性を考慮します．

痛みの場所，程度，放散の有無

● どの部位がとくに痛むのか，表在性か深部性か，片側性か両側性か確認していきます．痛みの程度は Numerical Rating Scale（NRS）や Visual Analogue Scale（VAS）などで評価します．

● 片頭痛を有している患者が，危険な頭痛を有する可能性もあります．そのため，主観的な痛みの訴えに対して NRS，VAS などにより痛みを経時的に評価することが重要🔍です．

🔍◀ 臨床知2

臨床知2 経時的な評価で危険な頭痛を早期に発見できる

NRS では 0～10 の 10 段階で患者自身に主観的な痛みの程度を評価してもらいますが，このとき「今まで感じた最大の痛みを 10 だとすると今はどれくらいですか？」というように伺います．もともと片頭痛の方で NRS：2/10 だったのが，時間とともに 8/10 など上昇する場合は，危険な頭痛を疑い，フィジカルアセスメントにつなげていきましょう．また，頭痛により苦痛をともなう場合は，鎮痛薬などを投与し，その後も継続的にスケールで評価することが大切です．

● 痛みの性質についても聞きとります．拍動性か，圧迫性か，絞扼性か，電撃性か，灼熱性か，激烈な痛みなのか確認します．

● 後頭部，前頭部，こめかみ，全体など，痛みの場所や左右差がないのかを聴取します．

● 急な後頸部・後頭部痛は，椎骨脳底動脈解離やくも膜下出血の可

能性を疑います．
- 眼痛や眼窩後部痛は，頚動脈海綿静脈洞瘻，急性緑内障発作，群発頭痛などが疑われます．
- 顔面痛は，三叉神経痛や副鼻腔炎の可能性が考えられます．

増悪・寛解因子

- 特定の飲食物（チーズ，チョコレート，ヨーグルト，ソーセージ，紅茶，赤ワイン，アルコール），急激な活動や排便時のいきみなどの身体的要因，急激な温度変化による環境的状況，薬物などによっても症状は誘発・増悪します．したがって，これらについても聴取することは大切です．

既往歴・家族歴

- 外傷，眼・耳鼻・歯疾患，頚椎症などの既往がないか確認します．
- 頭痛の既往だけでなく，脳出血，くも膜下出血，脳動脈解離などはくり返すことがあります．そのため，患者が入院した際は，本人またはご家族（本人が症状により聴取が難しい場合）に，これらの既往歴も聴取します．また，高血圧や過量飲酒歴は脳出血，くも膜下出血のリスクが高まるため，嗜好品についても聴取しましょう．さらに抗血栓薬の内服は脳出血のリスクを高くします．炎症性疾患，感染性疾患や悪性腫瘍の化学療法中，膠原病，ステロイド，免疫抑制薬が投与されている方は，免疫低下から髄膜炎のリスクがあります．

二次性頭痛に関連したフィジカルアセスメント

- 二次性頭痛では，緊急性が高いため，バイタルサインのチェックに加え，意識レベル，開眼，自発言語，質問への応答反応，四肢運動を迅速に評価し，危険な二次性頭痛を早期発見しましょう 表4 [5]．
- 過度な血圧上昇や血圧低下は，緊急性が高いため注意が必要です．血圧上昇と徐脈が出現した際は，クッシング症候群を疑い，頭蓋内圧が亢進している徴候になります．髄膜炎では，発熱や項部硬直など観察します．
- 脳幹障害では，呼吸パターンの変化や徐呼吸などの呼吸状態が悪化します．徐呼吸や舌根沈下による呼吸障害によってひき起こされた換気不全からの低酸素血症がある場合は，酸素投与を考慮します．また，気道が障害されている場合は，すみやかに気道確保を行います．
- 項部硬直は，仰臥位で枕を外して評価します．頭部を両手で支え，左右に動かします．抵抗はないが，頭部前屈をさせた場合に抵抗がある場合は，陽性となります．

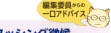

◆ クッシング徴候

血圧上昇，徐脈といったバイタルサインの変化が現れたときは，頭蓋内圧はすでにかなり上昇しています．臨床では，頭蓋内病変の可能性が高い時や，頭痛で頻脈になるはずが，脈拍がベースよりも10回/分程度下がるようなときには，頭蓋内圧が上昇しはじめたサインとして注意する必要があります．また病変部位によっては瞳孔変化が先に出るため，意識レベルの変化と合わせて瞳孔所見の変化も観察しましょう．

[5] 日出山拓人：頭痛．"内科救急診療指針2016"一般社団法人日本内科学会認定医制度審議会 編．総合医学社，p62-9, 2016

表4　危険な頭痛の特徴と考えられる疾患

危険な頭痛の特徴	考えられる疾患
若年	脳動脈解離，くも膜下出血，血管奇形からの出血，静脈洞血栓症，抗リン脂質抗体症候群，もやもや病
中高年	くも膜下出血，脳出血
免疫不全，中枢以外の感染症，発熱，悪心・嘔吐，意識障害，髄膜刺激徴候	脳炎，髄膜炎
5分以内に最強度に達する超急性の経過，今まで経験したことがない頭痛	くも膜下出血，可逆性脳血管収縮症候群（RCVS），下垂体卒中，脳出血
局所神経徴候	器質的疾患
過度な高血圧	高血圧性脳症，可逆性脳血管収縮症候群（RCVS），くも膜下出血，脳出血
頸部の捻転，頭部後屈，全身の運動後に発症	脳動脈解離，頸椎ヘルニア
片側散瞳，対光反射消失	内頸動脈─後交通動脈の脳動脈瘤からの切迫性くも膜下出血
乳頭浮腫，傾眠，反射性高血圧，徐脈	頭蓋内圧亢進症，静脈洞血栓症，頸動脈海綿静脈洞瘻
咳，労作，排便後といったいきみで出現	くも膜下出血，脳出血，脳動脈解離
妊娠・分娩時に出現	静脈洞血栓症，脳動脈解離，下垂体卒中，子癇，脳出血

（文献6より引用）

苦痛の緩和

● 一次性頭痛である片頭痛や緊張性頭痛は生命の危機には直結しませんが，慢性的な痛みにより，患者のQOLは低下します．また，二次性頭痛による急性症状の出現は患者の苦痛をともないます．そのため，頭痛の閾値を広げ，少しでも緩和できるような関わりが大切です．

> **臨床知3　全人的な関わりを行って，苦痛を緩和する**
>
> 頭痛による自律神経系の反応として，血圧上昇，心拍数上昇，呼吸数上昇，冷汗，不眠，筋緊張，食欲不振などの生理的な徴候が現れます．また，集中力低下，狭い視野，時間認知の変化をきたします．さらに，いら立ち，泣く，うめく，叫ぶ，怒る，落ち着きのなさ，心配，恐怖，うつなどの情動的徴候もみられ，ストレスが高い状況といえます．そのため，痛みの閾値が低下し，痛みが感じやすくなります．さらには，不穏やせん妄を誘発する可能性もあります．痛みを共感し，少しでもリラックスできるように，薬剤調整とともに，環境を整えること，十分な睡眠が得られること，家族との面会時間を得られるように調整すること，頭痛による苦痛を共感することなど，全人的な関わりを行いま

しょう．それが頭痛（苦痛）の閾値を上げるケアとなります．

おわりに

● 頭痛には多くの種類がありますが，とくに危険な二次性頭痛を早期発見し，対応していくことが重要です．看護師は日ごろから五感を働かせ，フィジカルアセスメントにつなげるという役割があります．そして，患者の身体的面だけでなく，入院・治療・検査による不安や症状による苦痛緩和をめざして看護しましょう．

参考文献
1）日本脳卒中学会 脳卒中ガイドライン委員会 編："脳卒中治療ガイドライン 2015"．協和企画，2015
2）高木永子 監：頭痛．"看護過程に沿った対症看護―病態生理と看護のポイント―第 5 版"．学研メディカル秀潤社，pp663-87，2018
3）鈴木則宏 監："神経内科 Clinical Questions & Pearls 頭痛"．中外医学社，2016

Ⅱ．部位別・種類別，痛みのマネジメント

胸痛
～4キラーディジーズを見逃すな！～

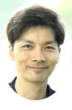

京都大学医学部附属病院
ICU
佐藤　智夫（さとう　ともお）

エビデンス＆臨床知

エビデンス
- ☑ 胸痛で搬送される患者のうち，虚血性心疾患は20～30％，非心疾患は50％とされる．
- ☑ 病院到着から90分以内に再灌流療法をすることで死亡率を改善させることができる．
- ☑ 発症2～3時間で救済心筋効果は低下する．それまでに，早期再灌流が重要だ．
- ☑ ルーチンで酸素投与を行わない．
- ☑ ベアメタルステント留置患者が胸痛を訴えたら再狭窄を疑う．

臨床知
- ☑ 看護師の役割の一つとして，検査や治療がスムーズに行える環境を整えていくことが重要．

はじめに

- 「胸が痛い」という患者と遭遇したら何を考えますか？
- 胸痛に関連した疾患は，表1 [1][2]のように多くあります．このなかから「胸痛」の原因を明らかにしていきます．症状や検査から一つずつ紐解いて「胸痛」の犯人を明らかにしていきます．まるでシャーロック・ホームズですね．ですが，このやり方では手遅れになって患者は命を落とすことになるかもしれません．病気は待ってくれません．では，どのように対応していけばよいのでしょうか？
- 本稿では，胸が痛いという患者と遭遇したときに，①まず何を考えるのか，②どのようにアプローチをするのか，③どのような検査が必要なのか，④どのような対処・ケアをすべきかについて解説していきたいと思います．

[1] 日本循環器学会 他：急性胸痛を疑う鑑別疾患．"急性冠症候群ガイドライン（2018年改訂版）"．p20
http://www.j-circ.or.jp/guideline/pdf/JCS2018_kimura.pdf

[2] Ibanez B et al：2017 ESC Guidelines for the management of acute myocardial infarction in patients presenting with ST-segment elevation：The Task Force for the management of acute myocardial infarction in patients presenting with ST-segment elevation of the European Society of Cardiology（ESC）．Eur Heart J 39（2）：119-77, 2018

著者プロフィール（佐藤智夫）
2007年 近畿高等看護専門学校卒業
2007年 京都民医連中央病院 特別治療室 勤務
2011年 兵庫医科大学病院 ICU 勤務
2016年 現職

胸痛には重篤な疾患が潜んでいます．本稿では胸痛のなかでも心筋梗塞にフォーカスを絞って説明していきたいと思います．胸痛の患者さんと遭遇したときにどのように関わるかそのヒントとなれば幸いです．

表1 急性胸痛を疑う鑑別疾患

心臓疾患	肺疾患	大血管疾患	消化器疾患	整形外科疾患	その他
心筋炎，心筋症 頻脈性不整脈 急性心不全 高血圧緊急症 大動脈弁狭窄症 たこつぼ症候群 冠攣縮 心臓外傷	急性肺血栓塞栓症 （緊張性）気胸 気管支炎，肺炎 胸膜炎	急性大動脈解離 症候性大動脈瘤 脳卒中	逆流性食道炎 食道痙攣 消化性潰瘍，胃炎 膵炎 胆嚢炎，胆石 消化性潰瘍，胃炎	骨格筋障害 胸部外傷 筋障害/筋炎 肋軟骨炎 頸椎病変 肋間神経痛	不安神経症 帯状疱疹 貧血 高体温 甲状腺機能亢進症 血液粘度の増加

（日本循環器学会 他：急性胸痛を疑う鑑別疾患．"急性冠症候群ガイドライン（2018年改訂版）"．p20 より）

重篤疾患から疑う

- 目の前の患者が急に「胸が痛い」と訴えられたら，まず何を考えればよいのでしょうか？　先ほども述べたように，急性胸痛を疑う疾患（表1）は数多くありますが，このなかから疾患を調べていくのでは，時間をたくさん費やしてしまい，助かる命も助からなくなります．
- では，何からアプローチしていけばよいのでしょうか？
- それは，命の危機に直結するような重篤な疾患から疑うことです．
- 胸痛で命を脅かす重篤な疾患は何でしょうか？　何を思い浮かべますか？
- それは，「急性冠症候群」「急性大動脈解離」「急性肺血栓塞栓」「緊張性気胸」です．これら疾患は「4キラーディジーズ」とよばれており，突然死のリスクがあります．これらの疾患は，分単位，時間単位で病態が悪化します．もし，見逃す，もしくは気づくことが遅ければ，患者の命は助からないかもしれません．まずはこれら疾患を疑い，否定できてからゆっくり原因を究明すればよいのです．
- 4キラーディジーズと遭遇する頻度は少ないかもしれませんが，「単なる胸痛」と軽視せず，4キラーディジーズを疑い，その徴候を見逃さないことが重要です．

エビデンス 1

キラーディジーズの発生率

救急部門で急性の胸痛で搬送される患者で，虚血性心疾患は20〜30％，他の心臓疾患は15％，50％は非心臓疾患だったと報告されています[3〜5]．

エビデンス 1

[3] Cullen L et al：Validation of high-sensitivity troponin I in a 2-hour diagnostic strategy to assess 30-day outcomes in emergency department patients with possible acute coronary syndrome. J Am Coll Cardiol 62 (14)：1242-9, 2013

[4] Möckel M et al：Early discharge using single cardiac troponin and copeptin testing in patients with suspected acute coronary syndrome (ACS)：a randomized, controlled clinical process study. Eur Heart J 36 (6)：369-76, 2015

[5] Body R et al：Rapid exclusion of acute myocardial infarction in patients with undetectable troponin using a high-sensitivity assay. J Am Coll Cardiol 58(13)：1332-9, 2011

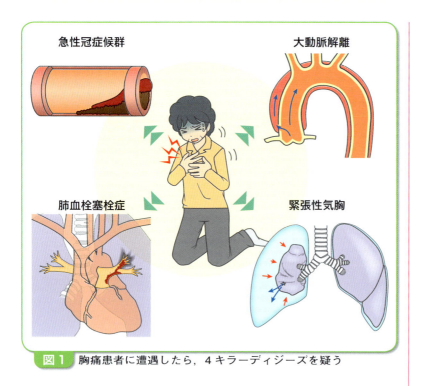

図1 胸痛患者に遭遇したら，4キラーディジーズを疑う

早期発見・対応が患者の予後を左右する

- では，早期発見・対応できれば予後はどれだけ変わるのでしょうか？ 急性冠症候を例に挙げて考えてみましょう．
- 急性冠症候群（acute coronary syndrome：ACS）とは，冠動脈プラークの破綻と血栓形成が原因となり，冠動脈の閉塞や高度狭窄をひき起こす病態です 図2 [6]．
- 冠動脈が完全に閉塞すると，心筋は虚血により壊死します．この病態を急性心筋梗塞といいます．急性心筋梗塞は心筋障害により心臓のポンプ機能を低下させ，急性心不全や致死的不整脈をひき起こし，死に至ります．
- 虚血による梗塞範囲を最小限に抑えるために，早期再灌流が必須となります．

[6] 小林純子：ACSの検査値はここをみる〜ACS所見を見逃さない！ 適切な評価と治療で，生命の危機から患者を守れ〜．Nursing Care⁺ 1(4)：597-612，2018

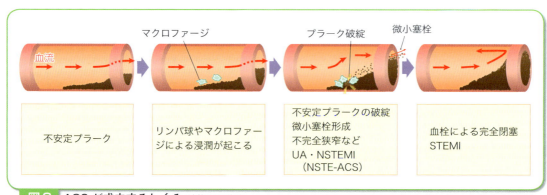

図2 ACSが成立するしくみ（文献[6]より引用）

- 急性心筋梗塞は**病院到着から90分以内**に再灌流療法をすることが推奨されています．図のように，再灌流できるまでの時間が長ければ心筋障害は進行して，心筋壊死となり不可逆的な心筋障害となってしまいます．再灌流が早ければ早いだけ心筋障害は防ぐことができます．「病院到着から90分以内に再灌流を！」と推奨されています．発症2時間から3時間で急速に**救済心筋**効果は低下します．1分，1秒でも早く再灌流させ，いかに心筋を救済できるかが重要になります．
- 初期対応，検査，治療がスムーズに行えるように診療のサポートを行っていく必要があります．

エビデンス2

病院到着から90分以内に再灌流療法

病院到着から90分以内に再灌流療法をすることで死亡率を改善させることができると報告されています．再灌流療法までの時間が短ければ短いほど生存予後は高いことがわかっています[7]．

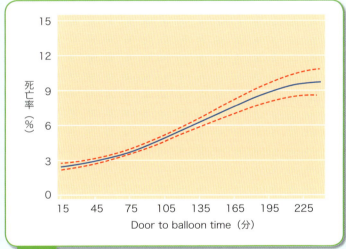

図3 再灌流療法までの所要時間と死亡率の関係（文献7より引用）

[7] Rathore SS et al：Association of door-to-balloon time and mortality in patients admitted to hospital with ST elevation myocardial infarction：national cohort study. BMJ 338：b1807, 2009
（エビデンスレベルⅠ）

エビデンス3

発症2時間から3時間で救済心筋効果は低下する

再灌流することで心筋を救済できる．だが，時間が経過すれば心筋は障害を受け，壊死する．壊死すれば可逆的であるため，その機能は戻らない．発症2時間から3時間を critically time dependent period といい，この時間内に早く再灌流させ，いかに多くの心筋を救済するかが重要です[8]．

[8] Gersh BJ et al：Pharmacological facilitation of primary percutaneous coronary intervention for acute myocardial infarction：is the slope of the curve the shape of the future? JAMA 293(8)：979-86, 2005
（エビデンスレベルⅥ）

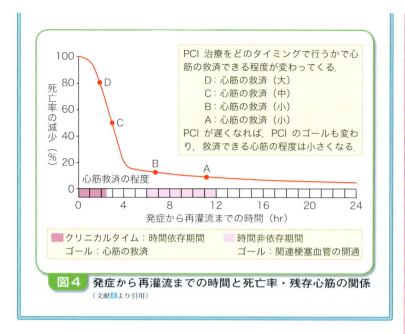

図4 発症から再灌流までの時間と死亡率・残存心筋の関係
（文献6より引用）

胸痛プロトコル（図5）

- 胸痛患者と遭遇したら，STEP 1として「バイタルサイン測定」「問診」「フィジカルアセスメント」「十二誘導心電図測定」を行います．4キラーディジーズを疑う胸痛の特徴を 表2 に示します．
- バイタルサイン測定では，ショックの有無を調べます．ショックがあれば，超緊急です．ショックが見つかった時点ですぐに医師に報告し，医師に診察を依頼します．

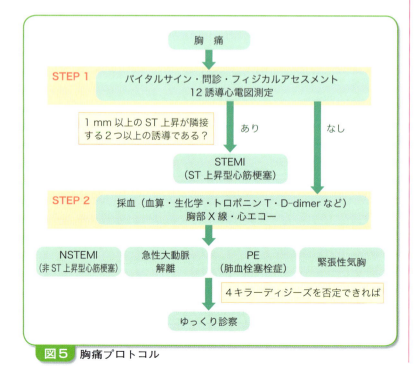

図5 胸痛プロトコル

表2 胸痛の特徴（4キラーディジーズ）

	心筋梗塞	大動脈解離	肺血栓塞栓症	緊張性気胸
部位	●前胸部の痛み ●肩、頸、顎、心窩部の放散痛	●胸部、背部の痛み ●胸部から背部へ移動する	●前胸部の痛み	●前胸部の痛み
性状	●絞扼感 ●重苦しい	●引き裂かれるような激痛	●呼吸困難をともなう	●呼吸困難をともなう ●患側の胸痛
発症のタイミングと持続時間	●突然の発症 ●20分以上持続	●突然の発症	●突然の発症 ●深部静脈血栓が要因	●突然の発症
フィジカル	●冷や汗 ●ショック	●四肢の血圧差 （15 mmHg以上）	●頻脈 ●頻呼吸	●頻呼吸 ●患側の呼吸音減弱、胸郭の動き低下

- 問診では、胸痛の部位、性状、誘因、持続時間、経時的変化についてたずねます。
- フィジカルアセスメントでは、四肢の血圧を測定することで大動脈解離に早く気づくことができます。四肢の血圧差が15 mmHg以上あれば、大動脈解離を疑います。
- 十二誘導心電図は、STEMI（ST-segment elevation myocardial infarction；ST上昇型急性心筋梗塞）に気づくことができます。
- **STEP 1**でST上昇がなければ、**STEP 2**に進みます。STEP 2では、さまざまな検査を行い、まずは4キラーディジーズの有無を調べます。これらを否定できれば、他の検査を行い、その原因を精査していきます。
- 心エコーは胸痛の他の疾患と識別が可能です。4キラーディジーズの大動脈解離、急性肺血栓塞栓症の識別ができる有用な検査です。
- 胸部X線写真では、ACSにともなう肺水腫や急性心不全の程度を知ることができ、ACSにおける重症度評価ができます。
- 胸部X線写真では、4キラーディジーズの一つである緊張性気胸を識別することができます。

◆大動脈解離時の血圧差

大動脈解離を疑うときは、まずは上肢の血圧の左右差が重要です。大動脈は心臓から出ると、腕頭動脈→左総頸動脈→左鎖骨下動脈の順に分かれていきます。
解離が腕頭動脈に及ぶと右上肢の血圧が下がり、腕頭動脈以降に解離が及ぶと左上肢の血圧が下がります。したがって、上肢の血圧左右差で右上肢のほうが低いときはStanford A型である可能性が高く、致死的状態の危険性があります。
一方で血圧の左右差が出現する頻度は高くなく、20％以下とも報告されており、CTなどですみやかに確定していくことが重要です。

臨床知1　事前に準備

胸痛を患者が訴え、4キラーディジーズを疑った場合は、精査を行うために採血やX線撮影、CT撮影を行います。検査がスムーズに行えることが患者の早期診断や早期治療につながります。医師の指示が出ればすぐに検査ができるように、他の看護師と協力して検体や移動の準備を行っておくと、早期対応につながるでしょう。看護師は検査や治療のオーダーを出すことはできませんが、間接的にも検査や治療がスムーズに行える環境を整えていくことができます。

ACS を疑ったときの対応

- 上記プロトコルに従い，4 キラーディジーズを見分けていきますが，このなかでも発生率の多い ACS に着目していきたいと思います．

- ACS を疑った場合，胸痛プロトコルの STEP 1 を 10 分以内に行うことが推奨されています．

- 問診では，ACS の特徴としては，前胸部，胸骨後部に圧迫感や絞扼感，重苦しい感じと表現されることが多いです．また，胸痛が 20 分以上継続している場合には心筋梗塞を疑うことができます（狭心症の場合は数分程度が多く，長くても 15〜20 分）．胸痛が 20 秒以内の場合は ACS の可能性は低いです．

- さらに既往歴を尋ねることで ACS のリスク評価もできます．ACS 以外の疾患を考えるうえでも重要な情報といえます．

- フィジカルアセスメントでは，胸痛以外にもバイタルサインや呼吸状態を観察します．急性心筋梗塞であれば，ショックへの移行や肺水腫[1]で呼吸状態悪化をひき起こします．

- 十二誘導心電図は，診断のみならず重症度評価や治療方針の決定に大きく関与しています．

- ST 上昇は虚血責任冠動脈の完全閉塞による貫壁性虚血[2]を示唆できます．つまり，ST 上昇は再灌流療法の適用を決定する重要な所見なのです．

- では，ST 上昇がなければ他の疾患を疑えばよいのでしょうか？ ここで注意すべき点があります．それは，ST 上昇がないから ACS は否定的ということではないのです．非 ST 上昇型急性心筋梗塞（NSTEMI）があるので，ST 上昇がないからといって油断してはいけません．

- では，どうすれば NSTEMI を見つけられるのでしょうか？ そのために有用な検査が採血，心エコーです．

- 採血では，心筋梗塞を疑う場合は心筋トロポニン[3]の測定が推奨されています **図6** [9]．従来，心筋梗塞ではクレアチンキナーゼ（CK），クレアチンキナーゼ MB 分画（CK–MB），ミオグロビン，AST（GOT），LDH などの心筋逸脱酵素や心筋構造蛋白が血中に流出するため，診断と重症度判定に用いられていました．ですが，これら採血データは心筋トロポニンに比べて感度が弱く，心筋梗塞を見逃してしまうかもしれません．心筋トロポニンは健常人では上昇しないため，上昇していれば心筋障害が起こっていることを疑います．

- 心エコーは，心臓の動きを超音波エコーで見ることができるので，①責任冠動脈病変の推測，②心筋虚血範囲と程度の同定，③左室機能評価，④機械的合併症の有無を知ることができます．

---

① 肺水腫：
心不全によって肺胞内に液体成分が貯留することで，酸素と二酸化炭素のガス交換障害が起こる疾患．

② 貫壁性虚血：
虚血が心内膜から心外膜にかけて全層性に及ぶ場合．

③ 心筋トロポニン：
心筋細胞の蛋白であり，心筋細胞が損傷すると，血液中に漏出し，血中濃度が上昇する．心筋梗塞を鑑別するうえで重要なバイオマーカーである．

[9] 日本循環器学会 他：急性冠症候群における心筋トロポニン測定のフローチャート．"急性冠症候群ガイドライン（2018 年改訂版）"．p25
http://www.j-circ.or.jp/guideline/pdf/JCS2018_kimura.pdf

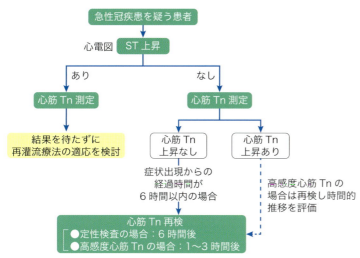

図6 急性冠症候群における心筋トロポニン測定のフローチャート
（日本循環器学会 他：急性冠症候群における心筋トロポニン測定のフローチャート．"急性冠症候群ガイドライン（2018年改訂版）"．p25 http://www.j-circ.or.jp/guideline/pdf/JCS2018_kimura.pdf より引用）

初期治療：再灌流療法とショックの回避・改善

- 急性心筋梗塞と診断されれば，早期再灌流療法を行うためにカテーテル室の調整を行います．
- ただし，ここで注意しなければいけないことがあります．それがショック[4]の存在です．血圧が低い状態で放置していれば，再灌流療法を行うまでに心臓が停止してしまうかもしれません．
- ショックがあれば，ショックに対する治療を再灌流療法の調整とともに行う必要があります．ショックを改善させるために輸液やカテコラミンの投与をします．場合によっては，気管挿管を行うこともあるので，緊急対応ができるように救急カートや気管挿管の準備も行っておくとよいでしょう．ただし，**酸素投与**については慎重にならなければなりません．

[4] ショック：
臓器への酸素供給と需要のバランスが崩れた状態．

 エビデンス4

エビデンス4

ルーチンで酸素投与を行わない

初期対応でACSを疑えば治療に移りますが，SpO_2が90％以上であれば酸素投与は不要です．ルーチンでの酸素投与は推奨されていません．

ルーチンで酸素投与することで，①冠血管抵抗の上昇，②冠

血流の40％低下，③アセチルコリンの反応性が低下すると
いわれています．これにより，急性期の心筋障害の増加が懸
念されています．

ST上昇型心筋梗塞の患者を対象に，SpO2が94％以上であ
れば酸素を投与しない群と，SpO2 94％以上であってもルー
チンで酸素投与を行う群に分けて，梗塞サイズを比較しまし
た[10]．その結果，酸素を投与しない群のほうの梗塞サイズが
小さい傾向がありました．このことから，低酸素血症がなけ
ればルーチンの酸素投与の有益性は否定され，ショックや低
酸素がある場合以外はルーチンで酸素投与は不要です．

[10] Stub D et al：Air versus oxygen in
ST-segment-elevation myocardial
infarction. Circulation 131（24）：
2143-50, 2015
（エビデンスレベルⅡ）

再灌流療法の種類と選択

- 再灌流療法の目的は，急性に閉塞した冠動脈の血流を再開させて
心筋の壊死の進行を防ぐことで生命予後を改善させることです．
- 心筋梗塞に対しては，PCIの有効性が確立されており，わが国で
はSTEMIの患者に95％以上行われています．
- 冠動脈インターベンションには，閉塞部位でバルーンを拡張させ
ることで再灌流させるバルーン血管形成術（plain old balloon
angioplasty：POBA）や，金属のステントを留置するベアメタル
ステント（bare metal stent：BMS）植込み術が行われてきました．
しかし，これら治療では再狭窄が起こるという問題がありました．
そこで登場したのが，薬剤溶出性ステント（drug eluting stent：
DES）植込み術です．再狭窄の最大の原因は血管平滑筋細胞の増
殖です．この増殖をコントロールするため，DESはステントに薬
剤をコーティングさせています．コーティングした薬剤が徐々に
局所に溶け出して効果を発揮することで**再狭窄を予防**🔍していま
す．現在，シクロリスム，パクリタキセル，ゾタロリムスをコー
ティングしたDESが使用されています．したがって，ステント
留置した患者が胸痛を訴えた場合，ステントの種類を確認し，
BMSであれば再狭窄を疑います．

🔍 **エビデンス5**

- また，これらステント以外にも血栓吸引療法があります．血栓吸
引療法とは，冠動脈インターベンションにより破綻した血栓やプ
ラークを吸引除去するものです．冠動脈インターベンションをす
る際に破綻した閉塞血栓や粥腫内容物，コレステロール結晶が細
小動脈に閉塞することでスパズムを誘発することもあります
図7．その結果，冠動脈血流は低下してslow flowやno-flow
が起こります．これを予防するために行われる治療ですが，予後
の改善が示されておらず，現時点では「ルーチンの末梢保護デバ
イスは有害である可能性が高く，使用するべきでない」といわれ
ています．血栓吸引療法の適応は，リスク評価を行い，慎重に行
われています．

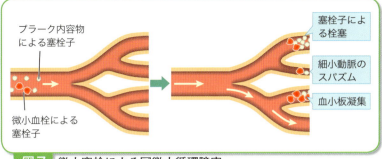

図7 微小塞栓による冠微小循環障害

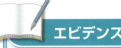 エビデンス5

DES vs BMS

DESとBMSどちらのほうが優れているのかを長期にわたって観察した研究があります．それによると，DESのほうがBMSに比べると血管イベントが少なかったことがわかっています[1]．そのため，日本ではDESが多く用いられています．

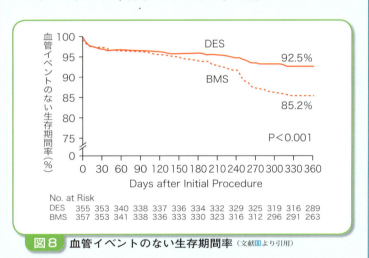

図8 血管イベントのない生存期間率（文献[1]より引用）

[1] Spaulding C et al：Sirolimus-eluting versus uncoated stents in acute myocardial infarction. N Engl J Med 355(11)：1093-104, 2006
（エビデンスレベルⅡ）

Ⅱ. 部位別・種類別，痛みのマネジメント

腹痛
~"お腹が痛い"といわれたときに，どうアセスメントするか？~

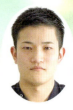

京都大学医学部附属病院
集中治療部
田本 光拡（たもと みつひろ）

エビデンス&臨床知

エビデンス
- ☑ フィジカルアセスメントは有効ではあるが，検者によって評価にばらつきがある．
- ☑ 鎮痛薬の使用によって，診断や治療に影響が出ることはない．

臨床知
- ☑ 問診では，より具体的な質問をすることで，良質な情報が得られアセスメントにつながる．
- ☑ 触診や打診はなるべく最後にする．

はじめに

- 「お腹が痛い」といわれても，どう対処すればよいか悩むことが多いのではないでしょうか？　というのも，腹部には多数の臓器が複雑に連携しながら存在しており，正直，筆者も苦手です．しかしながら，腹痛は場合によって緊急性が高いこともあり，迅速なアセスメントが必要です．
- そこで，本稿ではエビデンスを基に，どのようにアセスメントしていけばよいか，苦手な私でもできたアプローチ方法を述べていきたいと思います．

腹痛の種類とアセスメント方法

- 腹痛は，"内臓痛"，"体性痛"，"関連痛"と大きく3つに分類できます．
- 内臓痛とは，管腔臓器の平滑筋の攣縮や臓側腹膜の急速な伸展・拡張による痛みとされており，周期的，間欠的に差し込むような

著者プロフィール（田本光拡）
2011年 国立循環器病研究センター ICU で勤務．2014年に聖マリア学院大学大学院へ進学し，2016年修了．同年より現職．今年度より大阪市立大学大学院医療統計学講座の科目等履修生として，医学統計学などを学んでいる
今回，苦手な腹痛について書かせてもらいました．慣れない腹痛に，腹痛を感じながら執筆する日々でしたが，腹痛の理解や原稿の完成が近づくにつれ腹痛も治まってきました．腹痛のアセスメントが苦手な方の参考になれば嬉しいです．

痛みが特徴です．また，内臓痛の一種である疝痛は，管腔臓器の不随意筋が激しく蠕動性に収縮し，周期的もしくは発作的に発生する痛みです．胃腸，胆嚢管，胆管，膵管，尿管，子宮・卵管由来の痛みであり，疝痛の発作の周期を手がかりに，腸閉塞の部位を推測することができます．空腸閉塞は4～5分，回腸閉塞では8～10分，大腸閉塞では15分周期とされています．
- 体性痛は，鋭く場所が明瞭な痛みが特徴です．障害された臓器に隣接する腹膜の直接刺激により起こります．
- 関連痛は，病変部に生じた刺激物が脊髄神経に伝達して神経の興奮により病変部から離れた部位で起こる痛みとされています．
- 内臓痛であれば管腔臓器の閉塞，体性痛であれば壁側腹膜の炎症や血管障害，関連痛であれば非特異的腹痛，と病態を考えることができます．そしてこのような腹痛の種類や病態がわかることで，ざっくりですが，治療や緊急性を考慮することができます．
- 体性痛である壁側腹膜の炎症や血管障害は，緊急手術やIVR治療などが必要となり，緊急性が高いです．一方，内臓痛である管腔臓器の閉塞や関連痛の非特異的腹痛は，保存的治療となることが多くなります．
- では，次に腹痛のアセスメント方法について説明していきましょう．一般的な痛みの評価方法には，以下のOPQRST法があります．

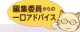

O	（Onset），発症様式：どのように発症したか
P	（Provocation），誘発：腹痛の誘発因子または寛解因子はあるか
Q	（Quality），質：どのような性質の痛みか
R	（Radiation），放散痛：放散痛はあるか
S	（Severity），重症度：痛みの程度は自制内か
T	（Timing/Treatment），時期/治療：いつからの痛みか，間欠的か，何か治療を行ったか

- OPQRST法は，痛みについて系統的に聴取することができ有用です．緊急性が高いような場合，SAMPLEを組み合わせることで，短時間に問診を行うこともできます．

S	（Signs and Symptom：徴候）
A	（Allergies）：アレルギー
M	（Medications）：薬物治療
P	（Past Medical History）：既往歴
L	（Last meal）：直近の摂取物
E	（Events leading up to the injury and/or illness）：イベント

- このような腹痛の評価を行うことで，"内臓痛"，"体性痛"，"関連痛"の何であるのか推測していくことが必要です．
- しかしながら，このようなOPQRST法やSAMPLE法では質問の仕方が重要となります．より詳細に問診を行うことで，より緊急性があるか否かをアセスメントすることができます．

◆OPQRST法による問診

この方法は医師が痛みについての問診を系統的に行う方法の一つです．私たち看護師にとっても，救急外来におけるトリアージや入院患者の痛みのアセスメントに有効な手段です．医師の問診と看護師の問診が共通していれば問診が重複することなく，時間短縮や患者の負担の軽減にもなります．

- たとえば発症様式では，痛みの始まり方がどのような始まり方だったのか具体的に聴取することで，疾患を絞ることができます．

> - **突然に（sudden）**：ある一瞬を境に痛みが強くなったもの
> - **急に（acute）**：数分から十数分かけて痛みが最強になったもの
> - **徐々に（gradually）**：数十分から数時間のうちに痛みが増強したもの

と3つに分けることで，緊急性が絞れます．

- とくに"突然に（sudden）"であれば，緊急処置を要する疾患が多く含んでいることが多く，おもに血管疾患や，消化管穿孔が多いとされています．また，上部消化管穿孔であれば，突然に（sudden）であることが多いですが，下部消化管穿孔ではsudden, acute, gradually のいずれもありうるため，注意が必要です．

臨床知1　具体的な質問が良質な情報を引き出す

痛みのアセスメント方法として OPQRST 法は有用ですが，より具体的に問診を行うことで，より緊急性があるか否かをアセスメントすることができます．

たとえば発症様式では，痛みの始まり方がどのような始まり方だったのか具体的に聴取することで，疾患を絞ることができます．

「急に痛くなりましたか？」と聞けば，sudden でも acute でも，患者は「はい」と答えることが多くなります．そこで，「ある瞬間から突然痛くなりましたか？」，「初めは少しおかしいなと思っていたら，数分後に強く痛み出しましたか？」などのように具体的に質問することで，"突然に"なのか"急に"なのか聞き分けることができます．

また，持続痛，間欠痛の分類も「ずーっと痛いですか？」と質問すれば，「はい」と答えることが予想されます．その場合，患者の表情を見ながら，

今ものすごく痛がっていれば「今より少し痛みが楽な時はありましたか？」と聞き，少し楽そうな表情であれば，「今より強い痛みがありましたか？」など質問することで，持続痛か間欠痛なのか聞き分けることができます．

このように問診では，工夫しながらできる限り具体的に質問をしてみることが良質な情報が得られ，アセスメントにつながると思います．

腹痛への観察～より緊急性をアセスメントするために～

バイタルサイン

● バイタルサインでは，呼吸回数や，血圧，心拍数，意識レベル，体温を測定していきます．消化管穿孔や腸管虚血などであればショック状態となる可能性もあり，「腹痛＋ショック」は緊急手術となる可能性が非常に高くなります．また，発熱は感染症を考慮することができ，急性虫垂炎や急性胆嚢炎のように感染をともなう炎症性疾患と，腸閉塞や消化管穿孔などの非感染性疾患とが混在するので，確認する必要があります．そのため，まずはバイタルサインの測定を行いましょう．

フィジカルアセスメント🔍

エビデンス1

● フィジカルアセスメントでは，腹部を視診，触診，聴診，打診しながら評価していきます 表1．とくに腹部では，触診が重要な鍵となってきます．というのも，緊急を要する急性腹症の場合，腹腔内の炎症により起こる腹膜刺激徴候がみとめられます．腹膜刺激徴候には，筋性防御や筋強直，反跳痛，打診痛があり，ガイドラインでも臨床的意義があることが示されています[1]．

[1] 小豆畑丈 他：急性腹症診療ガイドライン2015：初期診療アルゴリズムが目指すもの．日腹部救急医会誌 37(4)：551-7, 2017

表1　腹部のフィジカルアセスメント

視診	● 腹部全体の形や腹部膨満感 ● 手術瘢痕の有無 ● Mottling（網状のチアノーゼ）
聴診	● 腸蠕動音
打診	● 鼓音や濁音 ● 腹水貯留 ● 打診痛の有無を評価
触診	● 腹膜刺激徴候（筋性防御，筋強直，反跳痛，打診痛） ● 腹壁の緊張や硬直

腹部症状

● 腹痛を訴える患者の多くは，腹痛だけでなく嘔気や嘔吐，下痢，便秘など腹部症状を訴えることが多くあります．このような症状もアセスメントするうえで，有用な情報となります．

● 嘔吐は，管腔臓器の閉塞（胆管，尿管，子宮頸管，腸管，虫垂）などでみられる重要な徴候で，嘔吐の有無や性状を聴取する必要があります．

● 下痢があれば，腸粘膜に病変があり蠕動運動は低下していないことを意味しています．下痢の回数が多く，多量の水様便があれば感染性腸炎が考えられますが，回数や量が少ない場合には，さま

ざまな疾患が考えられるため，アセスメントが難しくなります．
● 急な便秘であれば，大腸捻転や腸重積，腸閉塞が考慮されます．

臨床知 2　触診・打診は最後に実施

腹痛を訴える患者の場合，触診や打診はなるべく最後にしましょう．というのも，触診や打診により苦痛が増強することが考えられます．愛護的なフィジカルアセスメントを心がけてください．

エビデンス 1

フィジカルアセスメントのエビデンス

多くの看護師は学生時代から腹部のアセスメントとして，視診，聴診，触診，打診を使いながら，フィジカルアセスメントを行っていたと思います．では，このようなフィジカルアセスメントには臨床的な意義として，どれほどの精度の高さがあるのでしょうか？

たとえば，腹部の聴診で異常な腸雑音があった場合，腸閉塞と診断する感度は76％，特異度は88％であったことが報告されています[2]．この結果は，腸蠕動音は，腸閉塞のアセスメントに有効であることを示唆しています．

さらに，①50歳以上，②腹部手術歴の既往，③腹部膨満，④腸蠕動亢進，⑤便秘，⑥嘔吐のうち，2つ当てはまれば，感度は10〜48％ですが，特異度は93〜98％と非常に高かったことも報告されています[3]．特異度が高いということは，ルールインに使用することができ，確定診断に有効です．つまり，①〜⑥のうちどれか2つ当てはまると，腸閉塞を起こしている可能性が高く，腹部X線撮影などで評価することを医師に提案できます．

ここで注意ですが，聴診で「蠕動音が亢進しているな」と思っても，他の医療者が同じように評価するとは限りません．事実，健康者と腸閉塞，腹膜炎の患者の腸雑音を聴取し，音の高さや強さ，質を分類した場合の，観察者一致率のκ値は0.19〜0.30と報告されており，一致するのは非常に低いことが示されています．また，腸閉塞と腹膜炎の患者の腸雑音の観察者内一致率は41〜55％であったとも報告されており，これではコイントスをしているのとさほど変わりないことがわかります[4]．

フィジカルアセスメントは臨床的な意義が十分にある一方で，評価にはばらつきがあることを念頭におくべきでしょう．

[2] Eskelinen M et al：Contributions of history-taking, physical examination, and computer assistance to diagnosis of acute small-bowel obstruction. A prospective study of 1333 patients with acute abdominal pain. Scand J Gastroenterol 29(8)：715-21, 1994

[3] Böhner H et al：Simple data from history and physical examination help to exclude bowel obstruction and to avoid radiographic studies in patients with acute abdominal pain. Eur J Surg 164(10)：777-84, 1998

[4] Durup-Dickenson M et al：Abdominal auscultation does not provide clear clinical diagnoses. Dan Med J 60(5)：A4620, 2013

腹痛の部位と関連臓器

- 腹痛は，OPQRSTを聞き出し，随伴症状や，バイタルサインなどに加えて，痛みの部位によってどの疾患が鑑別に挙がるか絞ることができます．図1に示しているのは，腹痛の部位に応じた関連しうる臓器であり，痛みの評価や随伴症状とともに鑑別診断を絞っていくことが可能となります．

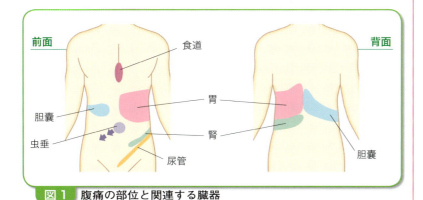

図1 腹痛の部位と関連する臓器

腹痛患者への鎮痛薬使用の是非

- 痛みを訴える患者に鎮痛薬は使ってよいのでしょうか？ というのも，ひと昔前（現在もあるかもしれませんが）は，鎮痛薬を使用することで，重要な痛みの情報がわからなくなり，診断が遅れ，治療や予後に影響が出るかもしれないという懸念から，鎮痛薬使用が避けられていた時期もありました．
- 多くの看護師は，痛みを和らげてあげたいというケアリングの気持ちがあると思います．しかし，そこにはエビデンスという科学的根拠が必要です．
- じつは，鎮痛薬を使用しても診断率の低下や予後の不良にはつながらないことが示されています[5]．そのため，鎮痛薬は積極的に使用することが望まれるでしょう．また使用する鎮痛薬ですが，私たちがよく使用するNumerical Rating Scale（NRS）での評価に応じて使用することもシステマティックレビューでも示されています．

🔍 エビデンス2

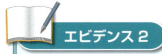

腹痛に対する鎮痛薬使用のエビデンス

8本のRCTをシステマティックレビューした論文では，急性腹症の患者を対象にオピオイドを使用し，痛みの強さ，症状の変化，所見の変化，治療判断の失敗，誤診率，死亡率，

入院期間について検討されています．その結果，治療の意思決定における誤差に有意差はみとめられず（RR 0.77 [95% CI 0.23～2.54]），誤診についても有意差はみとめられませんでした（RR 0.81 [95% CI 0.48～1.37]）[5]．つまり，腹痛に対して鎮痛薬を使用した場合も，診断や治療への影響は非常に低いということがいえます．そのため，腹痛を訴える患者には積極的に鎮痛薬を投与することが推奨されるでしょう．また，救急外来に来院した患者を対象に行われた研究をシステマティックレビューした文献では，**図2**[6]に示すような鎮痛薬の使用が推奨されています[7]．特徴的なのは，どのNRS

[5] Manterola C et al：Analgesia in patients with acute abdominal pain. Cochrane Database Syst Rev（1）：CD005660, 2011

[6] 急性腹症診療ガイドライン出版委員会編：第X章　急性腹症の初期治療．"急性腹症診療ガイドライン2015"．医学書院, pp155-69, 2015

[7] Falch C et al：Treatment of acute abdominal pain in the emergency room：a systematic review of the literature. Eur J Pain 18（7）：902-13, 2014

急性腹症

↓

（1）疼痛と緊急度の評価

↓

（2）鎮痛薬の静脈投与*4

NRS 1-3（軽度疼痛）	NRS 4-5（中等度疼痛）	NRS 6-7（高度疼痛）	NRS≧8（激痛）
（アセトアミノフェン*1 1,000 mg 15分かけて静注） または （ジピロン*2 1,000 mg 15分かけて静注（特に疝痛に好ましい））	（アセトアミノフェン*1 1,000 mg 15分かけて静注） または （ジピロン*2 2,500 mg 15分かけて静注（特に疝痛に好ましい））（Piritramide*3 3.75-7.5 mg 15分かけて静注追加を考慮）	（アセトアミノフェン*1 1,000 mg 15分かけて静注＋Piritramide*3 7.5 mg 15分かけて静注） または （ジピロン*2 2,500 mg 15分かけて静注（特に疝痛に好ましい）＋Piritramide*3 7.5 mg 15分かけて静注）	（アセトアミノフェン*1 1,000 mg 15分かけて静注をまず投与してみる＋Piritramide*3 7.5-15 mg 15分かけて静注） または （ジピロン*2 2,500 mg 15分かけて静注（特に疝痛に好ましい）＋Piritramide*3 7.5-15 mg 15分かけて静注） または （Piritramide*3 3.75 mg 静注を繰り返し投与） または 麻酔科に相談

（3）疼痛管理が困難な場合，再度疼痛治療をする前に患者の再評価
（4）鎮痛薬による副作用，合併症の評価とともに15-30分ごとに痛みの強さを再評価
　　*1：アセトアミノフェン最大4,000 mg
　　*2：ジピロン最大5,000 mg
　　*3：Piritramideは国内販売がないため国内市販のオピオイド類使用
　　*4：痛みの強さにかかわらず疝痛に対し補助療法としてブチルスコポラミン20 mgをゆっくり静注する

図2 急性腹症に対する疼痛アルゴリズム（文献[6]より引用）

のスコアでもアセトアミノフェンは使用することが推奨されていることです．腹痛を訴える患者を前にした場合，アセトアミノフェンの使用を医師と検討することはよいかと思います．しかしながら，あまりにも痛がっている患者は，NRSを答えるだけの余裕もないことがありますので，その際は鎮痛薬の効果や副作用を考慮しながら，医師と鎮痛薬の種類を検討するとよいでしょう．

参考文献
1）窪田忠夫："ブラッシュアップ急性腹症 第2版"．中外医学社，2018
2）Silen W et al："急性腹症の早期診断―病歴と身体所見による診断技能をみがく― 第2版" 小関一英 訳．メディカル・サイエンス・インターナショナル，2012

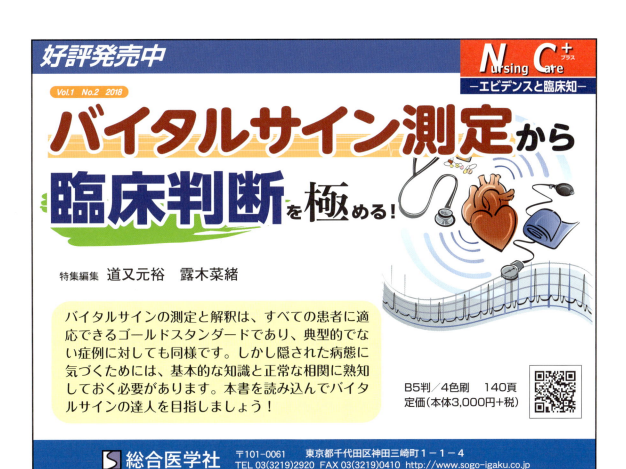

Ⅱ．部位別・種類別，痛みのマネジメント

創痛（術後痛）
～創痛（術後痛）への関わりは術前からすでに始まっている !?～

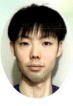

神戸市立医療センター 中央市民病院
循環器センター /C-HCU　　若林 侑起（わかばやしゆうき）

エビデンス & 臨床知

エビデンス
- ☑ 術後痛のリスク因子を術前から把握する．
- ☑ 患者は創痛以外にデバイスによる痛みや処置や看護ケアによる痛みを自覚している．
- ☑ 術後痛が慢性化した場合，患者の術後QOLの低下に影響する可能性がある．
- ☑ オピオイド系鎮痛薬の使用量を減らすために，アセトアミノフェンとの併用が推奨されている．

臨床知
- ☑ 術前訪問で，術後痛に関する患者教育を行い，患者と医療者で協働して術後痛に対処していく．
- ☑ 痛みは「患者の主観的な体験」になるため，主観的疼痛評価スケールでの評価には限界がある．

はじめに

- 創痛（術後痛）は，手術によって生じた切開創や手術中の操作によって生じます．術後痛は，基本的に損傷部位での炎症による炎症性の侵害受容痛が原因になります．これに，神経因性や心因性の要素が加わります．そのため，術後痛は，手術方法や患者の認識によって程度に差はあるものの必ず生じます．

- 痛みにきちんと対処せず放置した場合，交感神経系が刺激され，痛みがさらに増大するという痛みの悪循環が生じることがいわれています[1]．そのため，欧米では急性痛管理プロトコルを作成し，痛みの管理を行っています．しかしながら，痛みの管理プロトコルを用いているにもかかわらず，多くの患者が手術当日に中等度から重度の痛みを自覚していることが明らかとなっています[2][3]．

- 本特集では，術後痛の特徴や現在主流になっている術後痛管理方法を概説します．そして，術後痛を減らし，術後の早期回復を促進していくために必要な，術後痛に対する看護ケアについて解説

[1] 林田眞和 他：術後痛の成因．"術後痛　改訂第2版" 花岡一雄 編．克誠堂出版，pp1-18, 2006

[2] Apfelbaum JL et al：Postoperative pain experience：results from a national survey suggest postoperative pain continues to be undermanaged. Anesth Analg 97(2)：534-40, 2003

[3] Sommer M et al：The prevalence of postoperative pain in a sample of 1490 surgical inpatients. Eur J Anaesthesiol 25(4)：267-74, 2008

著者プロフィール（若林侑起）
神戸市看護大学を卒業後，神戸市立医療センター中央市民病院 G-ICU/HCU にて7年間勤務する．2017年 神戸市看護大学大学院 修士課程（看護学）を修了し，現在は循環器病棟／C-HCU に所属
本稿がふだん何気なく過ごしている「モヤモヤや疑問」にとってのヒントになればと思っています．

していきます．

術後痛のリスク因子

- 術後痛と聞くと，手術が終わった後を想像すると思いますが，術後痛との関わりは術前から始まっているといっても過言ではありません．なぜなら，第一に「手術後に術後痛の自覚しやすい患者にはいくつかの特徴があること」が明らかになっています．術前訪問などで手術患者の情報を前もって取得しているのであれば，術後痛のリスク因子があるかどうか評価することも重要な痛みのケアにつながると考えます🔍．第二に「患者が術後に生じる痛みに対処できるよう術前から教育を行うこと」が重要になるからです．

- とくに，多くの患者が手術や手術後についてさまざまな不安を抱えています．不安は術後痛のリスク因子といわれています．そのため，術前からその不安に対応する必要があります．また，術前から術後痛に関して，情報提供を行い，教育をしていくことも術後痛のケアとして重要と考えます🔍．

エビデンス 1

術後痛のリスク因子をうまく活用する

臨床研究をまとめて精査（システマティックレビュー）した結果，「術前から痛みが存在している」，「精神的苦痛」，「不安」，「若年齢」，「術式（開腹術，整形外科手術，開胸術）」の5つが危険因子であることが示されています．これらをもつ患者が術後痛を強く自覚することに加え，鎮痛薬の消費量が多いとされています[4]．「若年齢」，「術式（開腹術，整形外科手術，開胸術）」は私たちではどうすることもできないリスク因子になりますが，「精神的苦痛」，「不安」は術前から関わることができます．また，臨床ではもともと，腰痛を患っているといった「術前からの痛みが存在している」場合があります．慢性的な痛みをゼロにすることは困難ですが，患者が慢性的にもつ痛みに対してどのような対処をしていたのかを理解し，術後のケアに活かすことはできると思います．

[4] Ip HY et al：Predictors of postoperative pain and analgesic consumption：a qualitative systematic review. Anesthesiology 111(3)：657-77, 2009
（エビデンスレベルⅠ）

臨床知 1

術前訪問では，患者に術後痛についてどのようなことを伝えるべきか？

術前訪問では，「術後痛は我慢しなくてよいこと」術後痛を我慢することによる身体への悪影響があることを伝える必要があります．また，「痛みは我慢するもの」と考え

ている患者も多くいます．この認識をもっていることによって，術後痛を訴えずに我慢してしまうことがあります．そのため，術後痛を我慢せず，看護師に伝えてほしいことをきちんと伝える必要があります[5]．

これらを伝えたうえで，術後痛の評価方法について説明をします．当院では主観的疼痛評価ツールのNRS（Numerical Rating Scale）をおもに用いて痛みの評価を行っています．また，術後痛を報告するタイミング（たとえば，鎮痛薬を使用後など），手術後の鎮痛方法（PCAポンプや鎮痛薬の使用，バストバンド・腹帯などの使用）などに関しても教育を行っていくことが重要と考えます[5]．

[5] Chou R et al：Management of postoperative pain：A clinical practice guideline from the American Pain Society, the American Society of Regional Anesthesia and Pain Medicine, and the American Society of Anesthesiologists' Committee on Regional Anesthesia, Executive Committee, and Administrative Council. J Pain 17(2)：131-57, 2016

術後，患者はどのような痛みを自覚しているのか？

● 術後に生じる痛みには，切開された皮膚に生じる切開創の痛み（体性痛），骨などの深部組織の傷害によって生じる深部痛，内臓器官から生じる内臓痛があります．

● 体性痛は，おもに切開した皮膚表面にある侵害受容部位が刺激されて生じる痛みになります．安静時に生じている鈍い痛みは，発痛物質・発痛増強物質によって刺激されたC侵害受容線維を介して生じています．また，体動などで切開創部が引っ張られたときに，鈍い痛みのうえに鋭い痛みが加わります．これは，切開創部が引っ張られるといった機械的刺激によって，Aδ侵害受容線維が刺激され生じる痛みになります．

● 深部痛は骨・関節・筋肉などの深部組織の侵害受容部位が刺激されて生じる痛みになり，にぶく，うずくような痛みになります．筋収縮の代謝産物として発生する乳酸やカリウムイオン，セロトニン，ブラジキニン，ヒスタミンなどが過度に蓄積して痛みを起こすとされています．そのため，長時間の手術などで術後筋肉痛が生じる場合があります．

● 内臓痛は術中に内臓器官が引っ張られたり，引き裂かれたりしたことに対する生体反応によって起こる痛みになります．また，腹膜・胸膜の炎症，内臓の拡張や虚血，消化管など管腔臓器の平滑筋の蠕動運動亢進・攣縮などによっても生じます．管腔臓器とは，管状の構造を有する内臓器官を総称して管腔臓器とよぶことがあります．消化管，尿路，血管などがあります．

● 術後には，手術部位によって複合的な痛みが出現することになります．そして，手術部位によって術後痛の程度にも違いが出てきます．一般的に，内臓痛が関わってくる開腹・開胸手術の術後痛は痛みの程度が強いといわれています．一方で，切開創部痛だけがかかわるような，頭部，頸部，四肢の体表面の手術の場合，術後痛は弱いことが 図1 からもわかります．

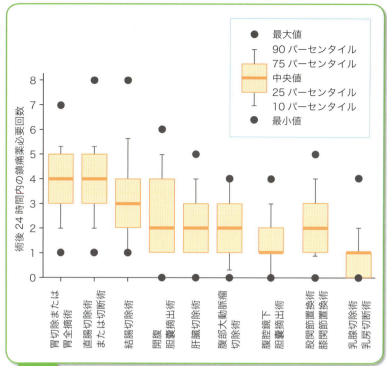

図1 各手術後の術後24時間の鎮痛薬必要回数 （文献1を参照して作成）

手術後に使用された鎮痛薬の回数が表されている．術後痛が強く・継続的に生じる場合，鎮痛薬の使用回数も増加するため，体性痛に加え，内臓痛が加わる胃切除などで鎮痛薬の使用量が増えていることが図から読み取れる．例として，胃切除または胃全摘術では，75パーセンタイル（箱型上辺）が5回，25パーセンタイル（箱型下辺）が3回になっている．75パーセンタイルから25パーセンタイルに含まれる部分（箱の部分）には，対象となった患者の約半数が含まれていることが読み取れる．

エビデンス 2

術後に創痛以外に患者が自覚している痛み

術後患者が自覚する痛みには，手術によって生じるものだけではなく，挿管チューブなどのデバイスが挿入されていることや，私たちが実施する医療・看護行為によっても生じることを忘れてはいけません．

患者は胸腔ドレーンなどの挿入物の抜去を苦痛に感じている

表1 創痛以外に患者が自覚している痛み

処置によるもの
動脈ライン挿入，末梢静脈留置針挿入，中心静脈カテーテル挿入，採血，鼠径部シース抜去，胸腔ドレーン・創部ドレーン抜去，経鼻胃管チューブ挿入，抜管
ケアによるもの
呼吸理学療法，口腔ケア，アイケア，モビライゼーション，吸引，清拭，移乗，体位変換

（文献6を参考に作成）

以外に，口腔ケアやアイケアなどでも苦痛を感じていることが明らかになっています．吸引や体位変換などは日常的に実施しているケアになります．これらを実施する際，ケアそのものが患者の苦痛になっていないか，そのケアの必要性を十分評価したうえで実施する必要があります **表 1** [6].

[6] Devlin JW et al：Clinical practice guidelines for the prevention and management of pain, agitation/sedation, delirium, immobility, and sleep disruption in adult patients in the ICU. Crit Care Med 46(9)：e825-e873, 2018

術後痛をどの程度に抑えるか

● 患者が自分の痛みを訴えることができる場合，現場では主観的疼痛評価ツールの NRS や VAS（Visual Analogue Scale）を使用することが多いのではないでしょうか．これらを使用した場合，痛みの程度を NRS＜3，VAS＜3 で管理することがガイドラインでは推奨されています [7].

[7] 日本集中治療医学会 J-PAD ガイドライン作成委員会：日本版・集中治療室における成人重症患者に対する痛み・不穏・せん妄管理のための臨床ガイドライン．日集中医誌 21(5)：539-79. 2014

臨床知 2 主観的疼痛評価ツールの限界を知る

患者に術後痛を NRS などの主観的疼痛評価ツールで表現してもらう際，患者は術後痛を NRS＝5〜6 と表現するけれど，「鎮痛薬を使用しなくても大丈夫」と訴えることはないでしょうか．数値を指標にした場合，鎮痛薬を使用してさらなる鎮痛を行うことが推奨されています．しかしながら，患者は鎮痛薬を使用するほどではないと思っています．このような場合，看護師として追加の鎮痛薬を使用すべきか，判断に迷うと思います．「痛みは患者の主観的な体験」であって，NRS はその体験を数値で表しているに過ぎないため，このような場合，数値で表現する限界があるように思います [8]．この場合，「患者の術後痛に関する認識」，「術後痛がアウトカムに影響を与えているかどうか」の２点に注意しながら評価を進めていく必要があると私は考えます．患者は術後痛をどのように認識しているかを確認します．とくに，鎮痛薬は使用しなくても大丈夫と思っている患者が，痛みを「我慢」していないかを確認します．「我慢」している患者の心理には，「○○だから，痛み止めは使わない．痛みは我慢するもの」といった理由が存在することが多いです．また，手術後の痛みはあるのが当たり前だから鎮痛薬は使わないと答える人もいれば，鎮痛薬を飲むと癖になるといったことを考えている患者もいます．この場合，鎮痛薬を飲むことのメリットや術後痛を放置しておくことのデメリットなども含めて患者と話しあう方法がよいと思います．
次に，術後痛が「アウトカム」に影響を与えているかを評価する必要があります．痛みがあり，深呼吸ができない，痰が出せない，離床が進まないといったアウトカムへの影響が出

[8] van Dijk JF et al：Postoperative pain assessment based on numeric ratings is not the same for patients and professionals：a cross-sectional study. Int J Nurs Stud 49(1)：65-71, 2012

編集委員からの一口アドバイス

痛みの評価は NRS のような主観的評価が重要ですが，鵜呑みにできません．したがって，BPS などの客観的評価も使用し，総合的に考えることが重要です．

ているのであれば，鎮痛薬を用いて，その悪影響を取り除く必要があります．「痛みは患者の主観的な体験」であることを理解しつつ，患者に合わせて対応していく必要があると思います．

術後痛の影響

● 術後痛は，表2 に記載しているとおり，身体的・精神的に多大な悪影響を与えています．術後痛によって呼吸器合併症が生じたり，循環器系への影響が起こると手術侵襲からの回復が遅れることに加え，社会復帰も遅れることになります．

表2　術後痛の全身への影響

呼吸器系	● 咳嗽や深呼吸が阻害されることにより分泌物貯留 ● 末梢気道の閉塞による無気肺・低酸素血症・肺炎
循環器系	● 交感神経の亢進により頻脈，不整脈，高血圧，心仕事量増加，心筋虚血 ● 離床が遅れることによる静脈うっ滞，深部静脈血栓症
消化器系	● 嘔気・嘔吐・イレウス
代謝系	● 交感神経の亢進により高血糖，異化亢進（栄養状態不良・窒素消費）
精神面	● 不安，恐怖，睡眠障害，不穏

（文献[1][9]を参考に作成）

[9] Epstein J et al：The stress response of critical illness. Crit Care Clin 15(1)：17-33, 1999

エビデンス3

術後痛が退院後のQOLに影響する場合がある

術後痛の影響は，術直後から回復期だけではありません．皆さんは「慢性術後痛（chronic postoperative surgical pain：CPSP）」という病態をご存知でしょうか[10]．これは創部の痛みが術後3ヵ月以上も持続する状態のことをいいます．術後痛は一時的なものと考えられがちですが，その痛みにきちんと対処していないと「慢性術後痛」という状態になり，退院後のQOLの低下に影響を与えることになります．発生頻度は術式によって異なる部分もありますが，欧米では術後20～56％の患者に生じることが知られています[11][12]．慢性術後痛のリスク因子は，「術前からの痛みの自覚」，「術前からのオピオイドの使用」，「遺伝的因子」，「精神的因子（不安，うつ，手術や術後痛への恐怖）」，「強い術後痛を継続的に自覚していること」，「手術による神経損傷」などが挙げられています[12]．リスク因子からもわかるとおり，術前から患者の不安への対応・術直後からきちんとした鎮痛管理を行っていくことが，私たちにできる慢性術後痛の予防ではないかと考えます．

[10] Thapa P et al：Chronic postsurgical pain：current evidence for prevention and management. Korean J Pain 31(3)：155-73, 2018
（エビデンスレベルⅥ）

[11] Brandsborg B et al：Chronic pain after hysterectomy. Acta Anaesthesiol Scand 52(3)：327-31, 2008
（エビデンスレベルⅣ）

[12] Althaus A et al：Development of a risk index for the prediction of chronic post-surgical pain. Eur J Pain 16(6)：901-10, 2012
（エビデンスレベルⅠ）

術後鎮痛管理の実際

- 近年，Enhanced recovery after surgery（ERAS®）が注目されています[13]．ERAS®は手術後の回復促進に役立つケアをエビデンスに基づき導入し，回復促進効果を強化することを目的としています．ERAS®には，術前・術中・術後で推奨される項目があります．とくに術後に推奨される項目として，早期経口摂取の開始，早期ドレーン抜去，鎮痛管理，早期離床などが含まれ，鎮痛管理が術後早期回復の重要な役割を担っていることがいわれています．

[13] Fearon KC et al：Enhanced recovery after surgery：a consensus review of clinical care for patients undergoing colonic resection. Clin Nutr 24(3)：466-77, 2005

術式に特化した鎮痛法

- 欧米では，手術の術式別にどのような鎮痛方法が有効かを検討し，術式別に鎮痛方法を推奨しているプロジェクトがあります．通称，PROSPECTプロジェクト[14]とよばれています．
- 図2は，開胸術におけるPROSPECTプロジェクトでの推奨となります．おもに，硬膜外麻酔などのオピオイドによる鎮痛に加えて，アセトアミノフェンやNSAIDsやCOX-2阻害薬を併用する鎮痛方法が推奨されています．そして，徐々にオピオイドの使用量を減量しながら，アセトアミノフェンやNSAIDsといった非オピオイド系鎮痛薬に移行することを推奨しています．

[14] PROSPECTプロジェクト
https://esraeurope.org/prospect/
（2019.6.14参照）

[15] PROSPECTプロジェクト「開胸術」
https://esraeurope.org/prospect/procedures/thoracotomy-2015/summary-recommendations-8/?language=japanese（2019.6.14参照）

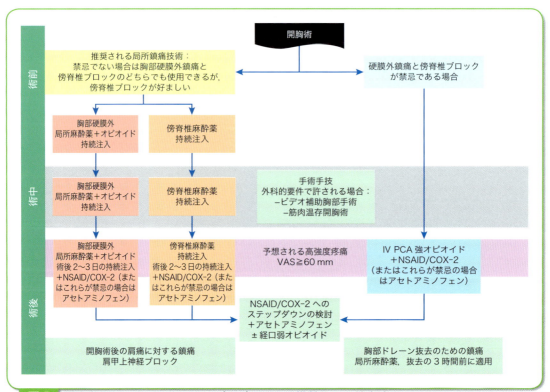

図2 開胸術においてPROSPECTプロジェクトで推奨される鎮痛法（文献[15]を参照して作成）

多角的鎮痛法（multimodal approach/analgesia）

- 現在の主流な鎮痛方法は，多角的鎮痛法「multimodal approach/analgesia」とよばれています．これは作用機序の異なる薬物を組み合わせて鎮痛効果を最大限発揮することを目的にしています[6]．PROSPECTプロジェクトでもこの多角的鎮痛法の考え方が用いられています[15]．

- この方法が推奨される理由として，オピオイドがもつ副作用があります．オピオイドは強い鎮痛効果を発揮しますが，吐き気，嘔吐，便秘，鎮静，傾眠，呼吸困難などの副作用があります．オピオイドの使用量を減量することで，これら副作用を減らし，鎮静効果も得る方法として，多角的鎮痛法が有効とされています．

- 臨床でよく目にする鎮痛薬はオピオイド（フェンタニル）とアセトアミノフェンやNSAIDsの併用ではないでしょうか．オピオイドにアセトアミノフェンを併用することでオピオイドの使用量が減り，副作用の発生頻度が低下したという報告があります．さらに，併用することで痛みの強度が減少することも報告されています[16]．

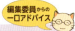

◆鎮痛薬の適正量

痛みを訴える患者に鎮痛薬が使用されているとき，適正量を考えていますか．ときにオピオイドは，本文中にも示されている副作用を予防するため少なめに投与されていることがあります．鎮痛薬の種類だけでなく，体重あたりの適正量を考えることも必要です．

エビデンス 4

オピオイド系鎮痛薬の使用を減らすために他にどんな鎮痛薬が使用できるか？

現在，ガイドラインなどで使用を推奨されている鎮痛薬の一つとしてアセトアミノフェンがあります[6][15]．アセトアミノフェンは2011年から1回投与量1,000 mg，4,000 mg/日まで使用が可能になりました．しかしながら，肝臓代謝のため肝機能障害がある患者では使用量の調整が必要となります．また，使用中は肝機能障害が出現していないか，検査データの評価をしながら使用していくことも大切になります．

アセトアミノフェン以外にも近年，弱オピオイドの分類になるトラマドールとアセトアミノフェンを併用するケースが増えていると思います．心臓血管外科術後の患者にトラマドールとアセトアミノフェンを投与した場合，オピオイドの使用量が減少することが明らかになっています[17]．

以上のことから，術後鎮痛を行ううえで，オピオイド単剤を避けることが重要になります．患者の状態によってアセトアミノフェンの使用を控える場合もありますし，アセトアミノフェンだけでは鎮痛効果が弱く，トラマドールを併用する場合もあると思います．複数の薬剤を使用する場合，それぞれの薬剤の効果や副作用をよく理解したうえで，患者に合わせて看護師も薬剤の選択ができるよう関わる必要があると思います．

---

[16] Memis D et al：Intravenous paracetamol reduced the use of opioids, extubation time, and opioid-related adverse effects after major surgery in intensive care unit. J Crit Care 25(3)：458-62, 2010

[17] Altun D et al：The effect of tramadol plus paracetamol on consumption of morphine after coronary artery bypass grafting. J Clin Anesth 36：189-93, 2017
（エビデンスレベルⅡ）

＊以下はその他の参考文献

[18] Cooke M et al：The effect of music on discomfort experienced by intensive care unit patients during turning：a randomized cross-over study. Int J Nurs Pract 16(2)：125-31, 2010

[19] Broscious SK：Music：an intervention for pain during chest tube removal after open heart surgery. Am J Crit Care 8(6)：410-5, 1999

[20] Özer N et al：Effect of music on postoperative pain and physiologic parameters of patients after open heart surgery. Pain Manag Nurs 14(1)：20-8, 2013

II. 部位別・種類別，痛みのマネジメント

がん性痛（がん性疼痛）
〜がん患者の痛みに寄り添える看護師をめざして〜

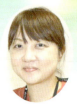

福岡県済生会福岡総合病院
がん治療センター外来（がん性疼痛看護認定看護師）　梶原 美絵

エビデンス & 臨床知

エビデンス
- ☑ 突出痛のある患者においてオピオイドのレスキュー薬は痛みを緩和する．
- ☑ がんの痛みのマネジメントについて患者に教育を行うことで痛みは緩和する．
- ☑ オピオイドの副作用である便秘はほとんど耐性を生じないため，便秘を改善するためにオピオイドを使用しているときは継続的に下剤を投与する

臨床知
- ☑ オピオイドを使いたくない理由をしっかり聴くことで解決策が見えてくる．
- ☑ オピオイドが投与され，悪心・嘔吐が出現すると患者が使用したくなくなるので，オピオイド開始と同時に予防的に制吐薬を開始する．
- ☑ レスキュー薬を使用するタイミングは痛みが我慢できない時ではなく，痛くなりそうな時がベストだと思われる．

はじめに

● がんの痛みは，がんの治療中には患者の約半数に，進行したがんの患者では2/3にみられます．がん患者が体験している痛みは，身体的な痛みだけでなく，精神的な痛み，社会的な痛み，スピリチュアルな痛みが関連しあった全人的な痛みの体験となっています．がんの痛みのマネジメントにおいては，痛みの程度が数値で低下することはもちろん，どの程度まで痛みを緩和すれば生活がしやすくなるか把握し，その人らしい生活が送れるよう支援することが大切です．看護師は，患者にとって身近な存在であり，昼夜を通して関わることができる職種です．身体的な痛みだけでなく，精神的な痛みに気づくことができる存在であり，痛みのマネジメントにおいて重要な役割を担っています．

著者プロフィール（梶原美絵）
2009年から福岡県済生会福岡総合病院に勤務
2015年がん性疼痛看護認定看護師の資格を取得
がんの痛みは終末期のイメージがありますが，診断期や治療期から出現することもあります．急性期病院での私の役割は，がんの治療を受ける患者の全人的な痛みが少しでも緩和され，仕事や治療が継続できるように支援していくことだと思っています．

痛みの分類と特徴

- 痛みとは感じているその人の体験であり主観的なものです．まずは，患者が訴える痛みを信じ，その苦痛に寄り添うことが大切です．
- がん患者にみられる痛みは，①がんによる痛み，②がん治療による痛み，③がん・がん治療と直接関連のない痛みに分類されます **表1** [1].

[1] 日本臨床腫瘍学会 編：“新臨床腫瘍学 第2版”. 南江堂, 2009

表1	がん患者にみられる痛み
がんによる痛み	内臓痛 体性痛（骨転移痛，筋膜の圧迫，浸潤，炎症による痛み） 神経障害性疼痛（脊髄圧迫症候群，腕神経叢浸潤症候群，腰仙部神経叢浸潤症候群・悪性腸腰筋症候群）
がん治療による痛み	術後痛症候群（開胸術後疼痛症候群，乳房切除後疼痛症候群） 化学療法誘発末梢神経障害性疼痛 放射線照射後疼痛症候群
がん・がん治療と直接関連のない痛み	もともと患者が有していた疾患による痛み（脊柱管狭窄症など） 新しく合併した疾患による痛み（帯状疱疹など） がんによる二次的に生じた痛み（廃用症候群による筋肉痛など）

(文献[1]より引用)

- がん患者の痛みはさまざまな原因で発生し，さまざまな特徴があります．痛みの種類や痛みの原因，痛みのパターンなどを理解したうえで，痛みのマネジメントをしていく必要があります．

痛みの起こり方と伝わり方

痛みの性質による分類

1. 体性痛

- 体性痛は，がんの痛みのなかでももっとも一般的な痛みです．皮膚や骨，関節，筋肉，結合組織といった体性組織への切る，刺すなどの機械的刺激が原因で発生する痛みです．
- 「ここが痛い」などと，ピンポイントで場所を指して表現することがあります．

2. 内臓痛

- 食道，胃，小腸，大腸などの管腔臓器の炎症や閉塞，肝臓や腎臓，膵臓などの炎症や腫瘍による圧迫，臓器被膜への急激な伸展が原因で発生する痛みです．
- 「このあたりが痛い」などと，場所の指摘が曖昧に表現されることがあります．

表2 痛みの神経学的分類

分 類	侵害受容性疼痛		神経障害性疼痛
	体性痛	**内臓痛**	
障害部位	皮膚，骨，関節，筋肉，結合組織などの体性組織	食道，胃，小腸，大腸などの管腔臓器 肝臓，腎臓などの被膜をもつ固形臓器	末梢神経，脊髄神経，視床，大脳などの痛みの伝達路
痛みを起こす刺激	切る・刺す・叩くなどの機械的刺激	管腔臓器の内圧上昇 臓器被膜の急激な伸展 臓器局所および周囲組織の炎症	神経の圧迫，断裂
例	骨転移局所の痛み 術後早期の創部痛 筋膜や骨格筋の炎症に伴う痛み	消化管閉塞に伴う腹痛 肝臓腫瘍内出血に伴う上腹部・側腹部痛 膵臓がんに伴う上腹部・背部痛	がんの腕神経叢浸潤に伴う上肢のしびれ感を伴う痛み 脊椎転移の硬膜外浸潤，脊髄圧迫症候群に伴う背部痛 化学療法後の手・足の痛み
痛みの特徴	局在が明瞭な持続痛が体動に伴って増悪する	深く絞られるような，押されるような痛み 局在が不明瞭	障害神経支配領域のしびれ感を伴う痛み 電気が走るような痛み
随伴症状	頭蓋骨脊椎転移では病巣から離れた場所に特徴的な関連痛を認める	悪心・嘔吐，発汗などを伴うことがある 病巣から離れた場所に関連痛を認める	知覚低下，知覚異常，運動障害を伴う
治療における特徴	突出痛に対するレスキュー薬の使用が重要	オピオイドが有効なことが多い	難治性では鎮痛補助薬が必要になることがある

（文献[2]より引用）

3. 神経障害性疼痛（神経障害痛）

● 痛覚を伝える神経の直接的な損傷やこれらの神経の疾患に起因する痛みです．「ビリビリ，ジンジンするような痛み，電気が走るような痛み」などと表現することがあります **表2** [2].

痛みのパターンによる分類 **図1** [2]

● がんの痛みは，持続痛と突出痛の組み合わせで構成されています．

● 持続痛とは「24時間のうち12時間以上経験される平均的な痛み」として患者に表現される痛みです．がんによる痛みの場合，がん細胞から持続的に痛みの原因物質が放出されていることから，多くが持続痛です．

● 突出痛とは，持続痛の有無や程度，鎮痛薬治療の有無にかかわらずに発生する一過性の痛みの増強のことです．突出痛は，痛みの発生からピークに達するまで3分程度で，痛みの持続時間は15～30分で，90%は1時間以内に治まるのが特徴です．

[2] 特定非営利活動法人 日本緩和医療学会 緩和医療ガイドライン委員会 編：がん疼痛の分類・機序・症候群．"がん疼痛の薬物療法に関するガイドライン2014年版"．金原出版, pp18-28, 2014

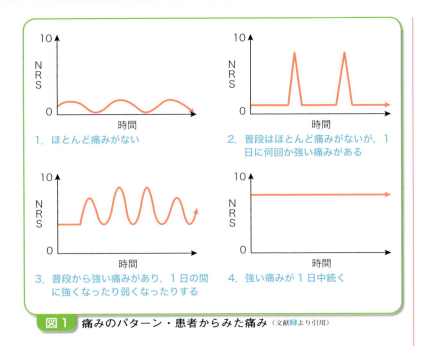

図1 痛みのパターン・患者からみた痛み (文献2より引用)

痛みの感じ方に影響を与える因子

● 痛みの閾値は人それぞれに違い，個人や環境の影響を受けて変化します．がんの痛みのケアにおいては，痛みの閾値が上昇・低下する原因を把握することが重要になります．臨床の現場でも，昼間は面会の人と楽しそうに座って話していたのに，夜になると痛みが強くなって眠れないという場面を目にします．病室を出る時に「手を握ってほしい」といわれることもあります．そのときに，この患者にとって人とのふれあいは痛みの閾値を軽減するのだと理解し，時間が許すかぎり傍にいるようにしています．

WHO方式がん疼痛治療法

● 1986年にWHOから「WHO方式がん疼痛治療法」が公表され，世界各国でがん疼痛治療の基本となっています．この治療方法で70～80％以上の患者の痛みが緩和されています．

目標の設定

● 痛みに苦しんでいる患者を目の前にすると，すぐにでも痛みを取り除いて日常生活に戻してあげたいという思いに駆られると思います．しかし，現実的かつ段階的な目標設定にすることが大切です．WHOのがん疼痛治療の目標とは，第一に痛みに妨げられずに夜間の睡眠時間の確保ができること，第二に日中の安静時に痛みがない状態で過ごせること，第三に起立時や体動時の痛みが消失することです．

鎮痛薬の使用方法

- 痛みの治療は第一に鎮痛薬の使用が選択されます．WHOの薬物療法では5つの原則が挙げられています．①経口的に，②時間を決めて規則正しく，③除痛ラダーに沿って効力の順に，④患者ごとの個別的な量で，⑤そのうえで細かい配慮をということを守ることが大切です．そのなかで「除痛ラダーに沿って効力の順に」について説明します．

- 軽度の痛みには，第1段階の非オピオイド鎮痛薬を使用します．非ステロイド性抗炎症薬（NSAIDs）やアセトアミノフェンが中心に使われます．必要に応じて鎮痛補助薬も併用します．第1段階で使用した鎮痛薬では効果が十分に得られなくなったとき，第2段階へステップアップします．ここでは，弱オピオイドを追加します．第2段階での痛みの緩和が十分でないとき，第3段階へステップアップします．ここでは，強オピオイドを使用します．第1段階で使用した非オピオイド鎮痛薬は可能な限り継続して，オピオイドと併用していきます．痛みの強さによってはNSAIDsやアセトアミノフェンに加え，第3段階より始めることもあります 図2 [3][4]．

[3] WHO 編："がんの痛みからの解放　第2版"．金原出版，1996

[4] 特定非営利活動法人 日本緩和医療学会 緩和医療ガイドライン委員会 編：WHO方式がん疼痛治療法．"がん疼痛の薬物療法に関するガイドライン2014年版"．金原出版，pp37-41, 2014

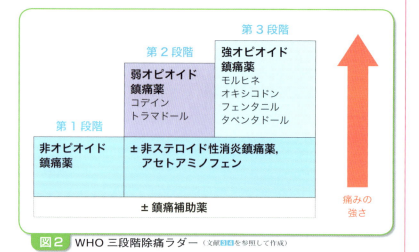

図2　WHO三段階除痛ラダー（文献[3][4]を参照して作成）

薬を拒否する患者に対しての看護

臨床知1　薬を使いたくない理由をしっかり聴く

医療用麻薬を開始するときに抵抗を示す患者は少なくありません．医療者側が一方的に使用を勧めても患者のアドヒアランスにつながらないこともあります．まずは薬を使用したくない原因は何かと考え，患者の思いを

聴くことが大切です．これまで経験したのは，「麻薬を使うのはもう末期なのではないか？」「車の運転をしたいから使うのを迷う」「痛みで病気の進行を把握しているから使いたくない」などの思いがあって医療用麻薬の使用を躊躇していた事例です．とくに，高齢の方は痛みを我慢することがよい，鎮痛薬をあまり使わないほうがよいなどの価値観があり，痛みの治療の妨げになることもあります．

まずは，患者の思いを受け入れたうえで，医療用麻薬に対する誤解を解き，痛みを我慢することのリスクや医療用麻薬に対する正しい知識を丁寧に説明することが大切です．

臨床知 2 オピオイド開始と同時に制吐薬を開始する

オピオイドの副作用である嘔気は，薬を使用したくない理由の一つでもあります．実際にオピオイドを使用し嘔気を生じた患者は，それ以降オピオイドの使用を躊躇する場合もあります．そうならないようにオピオイドを開始すると同時に予防的に制吐薬も使用すると嘔気の症状がなくオピオイドの導入ができます．嘔気は1〜2週間で耐性ができるため，症状を確認しながら制吐薬を終了する必要もあります．

痛みを我慢しないこと

● 痛みを我慢することは何もよいことがありません．痛みがあることで仕事ができない，抗がん剤などの治療ができないなど日々の生活だけでなく，がんの治療そのものにも影響を及ぼしてきます．痛みを我慢すると痛みの原因となる刺激のくり返しによって次第に反応が増幅され，痛みがさらに誘発されるという悪循環になります．

エビデンス1 レスキュー薬は痛みを緩和する

オピオイドの定時薬で持続痛がコントロールされていても，突出痛で苦しむ患者も少なくありません．必要に応じてレスキュー薬を使用することで痛みの緩和が得られます．表3のように予測できる突出痛に対しては，動作の前にレスキュー薬を使用して痛みを緩和することが必要です[5]．

[5] 特定非営利活動法人 日本緩和医療学会 緩和医療ガイドライン委員会 編：臨床疑問21 突出痛のある患者において，オピオイドのレスキュー薬は，プラセボに比較して痛みを緩和するか？ "がん疼痛の薬物療法に関するガイドライン2014年版"．金原出版，pp171-5，2014
※1B：強い推奨，低いエビデンスレベル

表3 突出痛のサブタイプ

	体性痛	内臓痛	神経障害性疼痛
1. 予測できる突出痛	歩行，立位，坐位保持などに伴う痛み（体動時痛）	排尿，排便，嚥下などに伴う痛み	姿勢の変化による神経圧迫，アロディニアなどの刺激に伴う痛み
2. 予測できない突出痛			
1）痛みの誘因があるもの	ミオクローヌス，咳など不随意な動きに伴う痛み	消化管や膀胱の攣縮などに伴う痛み（疝痛など）	咳，くしゃみなどに伴う痛み（脳脊髄圧の上昇や，不随意な動きによる神経の圧迫が誘因となって生じる）
2）痛みの誘因がないもの	特定できる誘因がなく生じる突出痛		
3. 定時鎮痛薬の切れ目の痛み	定時鎮痛薬の血中濃度の低下によって，定時鎮痛薬の投与前に出現する痛み		

（文献2より引用）

臨床知 3　レスキュー薬は痛くなりそうな時に使う

前述したように，突出痛がピークに達するのは3分で，持続時間は15〜30分といわれています．痛みを我慢してからレスキュー薬を使用した場合，薬の効果がピークになる前に痛みが終息し，薬の副作用だけが出現する可能性があります．このような体験をすると，患者は薬を使いたくないという思いになります．レスキュー薬の効果を活かし，患者に成功体験をさせるためにも痛みは我慢せずに早めに薬を使用することが大切です．

患者・家族教育のポイント

● 入院中は看護師が内服管理をしていたものの，退院後から突然自己管理になる場面をしばしば目にします．とくに医療用麻薬の自己管理は最小限しかできないため，入院中に医療用麻薬の自己管理をしたことがない患者もいると思います．家に帰ったら痛みが強くなったなどとならないように，入院中から患者・家族教育が必要です．

エビデンス2　患者への教育は痛みを緩和する

がんの痛みのマネジメントについて患者に教育を行うことで，痛みは緩和するというエビデンスがあります．内容は，痛みと医療用麻薬に関する正しい知識，痛みの治療計画と具

体的な使用方法，医療従事者への痛みの伝え方，非薬物療法と生活の工夫，セルフコントロールなどです．患者個別に応じた教育を行う必要があります[6]．

[6] 特定非営利活動法人 日本緩和医療学会 緩和医療ガイドライン委員会 編：臨床疑問40 がん疼痛マネジメントについて患者に教育を行うことで，痛みは緩和するか？ "がん疼痛の薬物療法に関するガイドライン2014年版"．金原出版，pp 212-5, 2014
※1A：強い推奨，高いエビデンスレベル

副作用のマネジメントが大事

- オピオイドのおもな副作用として，便秘，嘔気，眠気が挙げられます．痛みの緩和のためにオピオイドを開始しても副作用で内服継続が困難になるケースがあります．便秘に関しては耐性がつかないため，オピオイドを使用しているかぎり注意しなければなりません．排便コントロールは患者自身で下剤の調節をするなどセルフケアが必要になります．そのために排便状態や下剤の使用方法なども指導していく必要があります．

エビデンス3

副作用対策として便秘薬と制吐薬を使用する

オピオイドを使用するうえで副作用対策は欠かせません．便秘と嘔気に対しては便秘薬[7]と制吐薬を適切に使用し，鎮痛薬使用が継続できるようにする必要があります．

[7] 特定非営利活動法人 日本緩和医療学会 緩和医療ガイドライン委員会 編：臨床疑問30 オピオイドが投与され，便秘が発現した患者に対して，下剤は，プラセボに比較して便秘を改善するか？ "がん疼痛の薬物療法に関するガイドライン2014年版"．金原出版，pp192-4, 2014
※1B：強い推奨，低いエビデンスレベル

チーム医療の必要性

- 患者のいちばん身近にいる看護師の役割は大きいものです．しかし，看護師だけで痛みのマネジメントをするには限界があります．前述したように，がん患者の痛みは，身体的な痛みに加え，精神的，社会的，スピリチュアル的な痛みが絡み合っています．看護師だけでは解決できない問題も，多職種で協働することで解決策が見いだされることもあります．

まとめ

- 入院中だけでなく，自宅でも痛みの緩和が継続できるように，患者の生活背景を考えて痛みのマネジメントをしていく必要があります．

編集委員からの一口アドバイス
◆がん性痛については，「患者教育」と「副作用対策」がポイント
痛みを我慢したり，薬はあまり使いたくないといった患者さんはめずらしくありません．痛みを我慢することのデメリットや薬を正しく使うことによるメリットをきちんと説明することがとても重要です．とくにオピオイドに関する誤解は多いため，正しい患者教育が行われるべきです．そしてオピオイドの副作用をきちんと軽減できるような予防を含めた対策を行うことが私たちの役割です．

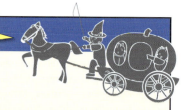

好評発売中！

問題解決にこの2冊！

マネジメントを始めるようになったら読む本

現場ナースの目線による超実践本

ISBN978-4-88378-652-7
B5判　158頁
定価（本体2,700円＋税）

編著　公立陶生病院 看護師長　**濱本 実也**

他執筆者
吹田奈津子
植村　佳絵
山本　明美
八木橋智子
卯野木　健
井上　博行

日々の難題に途方にくれているあなたのための
スタートアップ＆
トラブルシューティングマニュアル！

執筆者は現役師長と社労士！
座学だけでは学べない臨床に即した内容です

看護現場ですぐに役立つ
ファシリテーションの秘訣
—カンファレンス，グループワーク，日常コミュニケーションの現状改善のために—

ISBN978-4-88378-655-8
B5判　122頁
定価（本体2,400円＋税）

著　國澤尚子
　　大塚眞理子

ファシリテーションは看護の現場で起こる問題・課題を改善する切り札です！

▶ 会議，カンファレンスの雰囲気が活性化されます！
▶ グループワークがよりスムーズに遂行されるようになります！
▶ 多職種との連携，患者・家族とのコミュニケーション力が向上します！

事例から具体的な場面を想像しながら
ファシリテーションを学べます！

総合医学社　〒101-0061　東京都千代田区神田三崎町1-1-4
TEL 03(3219)2920　FAX 03(3219)0410　http://www.sogo-igaku.co.jp

Ⅲ． 痛みの評価と対症療法

○ **痛みを測るスケール，スクリーニング**
　〜適切な対応につなげる，測ろうはじめの一歩〜　　　　　　269

○ **痛みに対する薬物療法（各種鎮痛薬の作用・副作用など）**
　〜オピオイド？　エヌセイズ？　どう違う　どう使う〜　　277

○ **痛みに対する非薬物療法**
　〜痛みの閾値を上げるための介入〜　　　　　　　　　　　285

○ **神経ブロックによる痛みのコントロール**
　〜困ったときの神経ブロック〜　　　　　　　　　　　　292

好評発売中！

▷ 初心者から中級者まで、知識の整理に役立つ好評書！
▷ オールカラー、各項目見開き2ページのQ&Aで、ぐんぐん理解できる！

全部わかる！ 心臓血管外科
―治療法と術後管理―

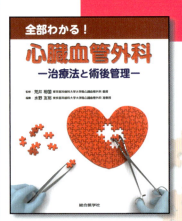

監修：荒井 裕国（東京医科歯科大学大学院心臓血管外科 教授）
編集：水野 友裕（東京医科歯科大学大学院心臓血管外科 准教授）

心臓血管外科は幅広い知識が必要とされる分野です。診断、治療、最新の術式はもちろん、知っておきたい術前術後の管理・ケアまで一冊で学ぶことができます。

ISBN978-4-88378-645-9
200ページ／AB判
定価（本体2,800円＋税）

徹底ガイド！ 高次脳機能障害
―ひと目でわかる基礎知識と患者対応―

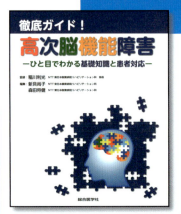

監修：稲川 利光（NTT東日本関東病院リハビリテーション科 部長）
編集：新貝 尚子（NTT東日本関東病院リハビリテーション科）
　　　森田 将健（NTT東日本関東病院リハビリテーション科）

高次脳機能障害のほぼすべてを網羅し、それぞれの診断、治療、リハビリテーション、患者対応まで、この1冊で学べます。すべての医療従事者必携の書！

ISBN978-4-88378-644-2
184ページ／AB判
定価（本体2,600円＋税）

総合医学社　〒101-0061　東京都千代田区神田三崎町1－1－4
TEL 03(3219)2920　FAX 03(3219)0410　http://www.sogo-igaku.co.jp

Ⅲ. 痛みの評価と対症療法

痛みを測るスケール，スクリーニング
～適切な対応につなげる，測ろうはじめの一歩～

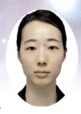

武蔵野赤十字病院 ICU　竹内 藍（たけうち あい）

エビデンス & 臨床知

エビデンス
- ☑ 痛みは，交感神経を亢進させ，頻脈や高血圧，酸素消費量の増加，凝固亢進，消化管の機能低下，創傷治癒の遅延や感染リスクを高める．加えて，心的外傷後ストレス障害（posttraumatic stress disorder：PTSD）との関連が指摘されている．
- ☑ 内科系・外科系・外傷系ICUの患者は，安静時においても，腹部，背部や四肢，疾患に関連する術創部や外傷の痛みを経験している．さらに，人工呼吸器管理中であれば気管チューブによる咽頭部の痛みや術後のドレーン刺入部の痛み，吸引や体位変換などの処置やケアにともなう痛みが挙げられる．

臨床知
- ☑ 不穏の原因の一つに痛みがある．不穏ならば身体抑制と短絡的に考えるのではなく，不穏の原因を考えてみよう．
- ☑ 患者が自己申告できない場合に使用するBPSとCPOTには相関があり，両スケールとも信頼性と妥当性が高いとされている．所属施設の患者特性にあったスケールを選択しよう．

はじめに

● 以下のような経験をしたことはありませんか？

> 例1：消化管出血で入院中の患者．「胃が痛い」と訴えています．鎮痛薬を投与して経過観察でよいでしょうか？
> 例2：術後の患者．起き上がり行動やドレーンを引っ張ろうとする動作があります．対応は，鎮静薬の増量や両上肢の抑制でよいでしょうか？　患者の行動の原因として何が考えられますか？
> 例3：人工呼吸器管理中の患者．安静時でも眉間にしわ寄せがあり，時折激しく咳嗽します．意思疎通が可能な時と不可能な時があります．どのように評価したらよいでしょうか？

● ここでは，痛みを測る目的，痛みを測るためのスケール，スケールを使用する際の注意点について整理していきます．

著者プロフィール（竹内 藍）
看護大学卒業後，ICU病棟で看護師として勤務
2019年 筑波大学大学院ビジネス科学研究科修士課程修了

何のために痛みを測るのか

- 痛みを測る目的は，適切な対応につなげ患者の痛みを軽減させることです．患者や医療者は，患者の痛みの程度や推移を共有し，治療効果が得られたかを確認する必要があります．そのためには，患者や医療者が共通の評価スケールを用いることが重要です．また，患者が痛みを抱えている場合には，スクリーニングによって痛みの原因をあぶり出します．

エビデンス 1

痛みによる生体・精神への影響

痛みは，交感神経を亢進させ生体にさまざまな影響を与えます．内分泌系や代謝への影響により，頻脈や高血圧，酸素消費量の増加，凝固亢進，消化管の機能低下，創傷治癒の遅延や感染リスクを高めます[1]．精神に対しては，心的外傷後ストレス障害（posttraumatic stress disorder：PTSD）との関連が指摘されています[2]．

[1] 日本集中治療医学会 J-PAD ガイドライン作成委員会：日本版・集中治療室における成人重症患者に対する痛み・不穏・せん妄管理のための臨床ガイドライン．日集中医誌 21：539-79, 2014

[2] Myhren H et al：Posttraumatic stress, anxiety and depression symptoms in patients during the first year post intensive care unit discharge. Crit Care 14(1)：R14, 2010
（エビデンスレベルⅠ）

- 患者が痛みを感じていたら，痛みを取り除いていきます．また痛みを軽減させると同時に，痛みの原因をアセスメントすることが必要です．
- 痛みの出現が予測される処置やケアを行う場合には，事前に鎮痛薬の投与を検討します．
- 痛みの原因を除去することが優先される病態や疾患にもかかわらず，対症療法のみ行うことは，患者の状態を悪化させてしまう可能性があります．冒頭の**例1**の患者の痛みが，消化管穿孔や急性心筋梗塞，肺塞栓といった病態や疾患によるものだと予測したとします．いずれの病態も，生命予後や機能予後に与える影響度合いが高く，時間経過によって重症化しやすいため，重症度・緊急度が高いといえます．痛みの原因をアセスメントすることなく，対症療法のみの対応では，緊急度・重症度の高い病態を見逃すおそれがあり危険です．
- 患者の痛みや痛みの原因に適切に対応するためには，患者の痛みについてアセスメントすることが必要です．
- 痛みは主観的なもので，患者によって感じ方が異なります．患者が痛みを表現できる場合には，表現された痛みが患者自身の痛みを評価したものです[1]．
- 意識障害や人工呼吸器管理にともなう鎮静薬の使用により，患者が自身の痛みを表現できない場合があります．重症患者は，一見すると静かに眠っていても，痛みを表現できないというだけでさまざまな痛みを経験しているかもしれません．また，言語的コミュニケーションではなく，不穏な状態として痛みが表出されている

かもしれません．医療者は，適切な対応につなげるために，患者の声なき訴えを理解する必要があります．そこで，患者の痛みを把握するツールとして，客観的な評価スケールを用います．

エビデンス2

重症患者が経験する痛み

内科系・外科系・外傷系ICUの患者は，安静時においても，腹部，背部や四肢，疾患に関連する術創部や外傷の痛みを経験しています[3][4]．さらに，人工呼吸器管理中であれば気管チューブによる咽頭部の痛みや術後のドレーン刺入部の痛み[5]，吸引や体位変換などの処置やケアにともなう痛み[6][7]が挙げられます．

臨床知1

不穏ならば鎮静薬や身体抑制だけではなく，原因の除去を試みましょう

不穏は，気管チューブの計画外抜管の危険因子の一つです．冒頭例2のような行動をとる患者に対して，安全を確保する目的で鎮静薬の使用開始・増量や身体抑制を行うことは少なくないでしょう．安全に治療を継続できるよう，目の前の不穏という事象への対応は重要です．しかし，目の前の事象にとらわれて不穏の原因を考えずに鎮静薬を使用開始・増量，身体抑制のみの対応は適切とはいえません．不穏の原因 表1 と考えられる術創部やドレーン刺入部の痛みを軽減させることで，患者は穏やかに過ごせるかもしれません．

表1 不穏の原因

1. 痛み
2. せん妄（ICUにおける不穏の原因としてもっとも多い）
3. 強度の不安
4. 鎮静薬に対する耐性，離脱（禁断）症状
5. 低酸素血症，高炭酸ガス血症，アシドーシス
6. 頭蓋内損傷
7. 電解質異常，低血糖，尿毒症，感染
8. 気胸，気管チューブの位置異常
9. 精神疾患，薬物中毒，アルコールなどの離脱症状
10. 循環不全

（文献1より引用）

[3] Gélinas C：Management of pain in cardiac surgery ICU patients：have we improved over time？Intensive Crit Care Nurs 23(5)：298-303, 2007
（エビデンスレベルV）

[4] Chanques G et al：A prospective study of pain at rest：incidence and characteristics of an unrecognized symptom in surgical and trauma versus medical intensive care unit patients. Anesthesiology 107(5)：858-60, 2007
（エビデンスレベルIV）

[5] Puntillo K et al：Appropriately timed analgesics control pain due to chest tube removal. Am J Crit Care 13(4)：292-301, 2004
（エビデンスレベルIV）

[6] Arroyo-Novoa CM et al：Pain related to tracheal suctioning in awake acutely and critically ill adults：a descriptive study. Intensive Crit Care Nurs 24(1)：20-7, 2008
（エビデンスレベルV）

[7] Puntillo KA et al：Patients' perceptions and responses to procedural pain：results from Thunder Project II. Am J Crit Care 10(4)：238-51, 2001
（エビデンスレベルV）

痛みを測るスケールの種類

● 患者が自身の痛みを申告できる場合は，Numerical Rating Scale

（NRS）か Visual Analogue Scale（VAS）を用いて痛みの程度を表現してもらいます．自己申告できない場合は，医療者が Behavioral Pain Scale（BPS）か Critical-Care Pain Observation Tool（CPOT）を用いて痛みを評価することが推奨されています（中等度の推奨）[8]．

NRS：Numerical Rating Scale

- 現在の痛みが 0〜10 までの 11 段階でどの程度かを，患者に口頭で伝えてもらうか，もしくは数値を指し示してもらいます 図1．

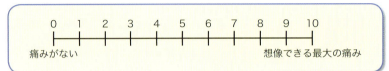

図1　NRS 数値評価スケール（文献[8]を参照して作成）

[8] 一般社団法人日本ペインクリニック学会ホームページ「痛みの診断と評価」
https://www.jspc.gr.jp/igakusei/igakusei_hyouka.html（2019.6.1 参照）

VAS：Visual Analogue Scale

- 現在の痛みが 10 cm の長さの線上の「全く痛まない」から「これ以上ない痛み，もしくは想像し得る最大の痛み」までのどの位置に相当するかを，患者に指し示してもらいます 図2．

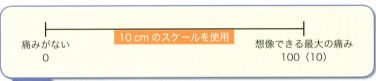

図2　VAS 視覚的アナログスケール（文献[8]を参照して作成）

BPS：Behavioral Pain Scale

- 「顔の表情」，「上肢の動き」，「人工呼吸器との同調性」の 3 項目を，それぞれ 1〜4 点の範囲で医療者が得点をつけます．合計点は 3〜12 点で，得点が大きいほど痛みを強く感じていることになります 表2．

CPOT：Critical-Care Pain Observation Tool

- 「顔の表情」，「身体運動」，「四肢の筋緊張」，「人工呼吸器との同調性」の 4 項目を，それぞれ 0〜2 点の範囲で医療者が得点をつけます．さらに，気管挿管をしていない患者に使用する場合は，「人工呼吸器との同調性」の代わりに「発声」を評価することができます．合計点は 0〜8 点で，得点が大きいほど痛みを強く感じて

表2 BPS（Behavioral Pain Scale）

項　目	説　明	スコア
表　情	穏やかな	1
	一部硬い（たとえば，まゆが下がっている）	2
	全く硬い（たとえば，まぶたを閉じている）	3
	しかめ面	4
上　肢	全く動かない	1
	一部曲げている	2
	指を曲げて完全に曲げている	3
	ずっと引っ込めている	4
呼吸器との同調性	同調している	1
	時に咳嗽，大部分は呼吸器に同調している	2
	呼吸器とファイティング	3
	呼吸器の調整がきかない	4

（文献[1]より引用）

表3 CPOT（Critical-Care Pain Observation Tool）

指　標	状　態	説　明	点
表　情	筋の緊張が全くない	リラックスした状態	0
	しかめ面・眉が下がる・眼球の固定，まぶたや口角の筋肉が萎縮する	緊張状態	1
	上記の顔の動きと眼をぎゅっとするに加え固く閉じる	顔をゆがめている状態	2
身体運動	全く動かない（必ずしも無痛を意味していない）	動きの欠如	0
	緩慢かつ慎重な運動・疼痛部位を触ったりさすったりする動作・体動時注意をはらう	保護	1
	チューブを引っ張る・起き上がろうとする・手足を動かす/ばたつく・指示に従わない・医療スタッフをたたく・ベッドから出ようとする	落ち着かない状態	2
筋緊張 （上肢の他動的屈曲と伸展による評価）	他動運動に対する抵抗がない	リラックスした	0
	他動運動に対する抵抗がある	緊張状態・硬直状態	1
	他動運動に対する強い抵抗があり，最後まで行うことができない	極度の緊張状態あるいは硬直状態	2
人工呼吸器の順応性 （挿管患者） または発声（抜管された患者）	アラームの作動がなく，人工呼吸器と同調した状態	人工呼吸器または運動に許容している	0
	アラームが自然に止まる	咳きこむが許容している	1
	非同調性：人工呼吸の妨げ，頻回にアラームが作動する	人工呼吸器に抵抗している	2
	普通の調子で話すか，無音	普通の声で話すか，無音	0
	ため息・うめき声	ため息・うめき声	1
	泣き叫ぶ・すすり泣く	泣き叫ぶ・すすり泣く	2

（文献[1]より引用）

いることになります 表3 .

● 痛みに対する介入の基準は，NRS＞3，VAS＞3，BPS＞5，CPOT＞2となっています（中等度の推奨）[1]．ただし，海外からの報告によるものであることから，各施設で検討するよう記載されています．

痛みのスケールを用いた事例

- 冒頭例3の患者の痛みについて，スケールを用いて評価します．

> **例3の患者の詳細**
> 70歳，女性．急性心筋梗塞に対しカテーテル治療後，人工呼吸器管理中で持続的に鎮痛薬が投与され，昇圧薬による循環管理中である．
> 安静時においても常に閉眼し，眉間にしわを寄せている．四肢は筋緊張しており，時折激しく咳嗽する．声かけに容易に開眼し，指示動作はゆっくりだが可能．痛みの有無を問うと頷く．痛みの場所を上肢で示すよう伝えると，胸を触るが，確認のために胸が痛いかを問うと首をふり，腰が痛いのかを問うと頷くといった一貫性のない応答がある．痛みの程度をNRSを用いて聴取すると「6」，数秒後に再度痛みの程度を問うと「0」と指で示す．

ステップ1：患者の痛みを予測する

- 疾患に関連する胸痛，治療に関連する気管チューブによる咽頭痛，安静制限による腰部痛などが予測されます．

ステップ2：スケールを選択する

- 患者が痛みを表現することができる場合は，NRSやVASを用いて痛みを測ります．NRSやVASの利点は，簡便で患者の理解を得られやすいことです．例3の患者は，指示動作は可能であるものの，痛みの状況について訴えることが困難です．痛みに応じて鎮痛薬の投与や，他の治療が必要かを判断するため，患者の主観のみに頼った評価スケールの使用は適切とはいえません．
- 例3では人工呼吸器管理中で，痛みを自己申告できないため，BPSかCPOTを用いて患者の痛みを測ります．CPOTは，コミュニケーションをとれない患者だけでなく，意思の疎通が可能な患者にも使用できます．人工呼吸器管理中，人工呼吸器離脱後も同じスケールで患者の痛みを測ることができるという利点があります．ここでは，患者はいずれ人工呼吸器を離脱すると予測し，CPOTを使用します．

臨床知2

BPSとCPOTには相関がある
両スケールとも信頼性と妥当性が高いですが，所属施設の患者特性にあったスケールを選択しましょう．

安静時，侵襲的（吸引）および非侵襲的（口腔ケアや体位変換）処置，呼吸理学療法時における痛みの評価において，BPS の得点が上がると CPOT も得点が上がるというように，2 つのスケールには強い正の相関（$r > 0.80$，$p < 0.05$）があると報告されています[9]．さらに，BPS と CPOT は，誰が評価しても同じような結果になるという信頼性や，痛みを正確に測定できるという妥当性が高いとされています[10][11]．どちらのスケールを使うかは，所属施設や入院患者の特性に合わせて選択しましょう．人工呼吸器離脱後も患者が同じ病棟に滞在する場合は CPOT を，外傷や外科系，人工呼吸器管理の患者が多く，人工呼吸器離脱後すぐに患者が病棟を移動する場合は BPS を選択するといった具合です．

[9] Gomarverdi S et al：Comparison of two pain scales：Behavioral Pain Scale and Critical-Care Pain Observation Tool during invasive and non-invasive procedures in intensive care unit-admitted patients. Iran J Nurs Midwifery Res 24(2)：151-5, 2019
（エビデンスレベルIV）

[10] Payen JF et al：Assessing pain in critically ill sedated patients by using a behavioral pain scale. Crit Care Med 29(12)：2258-63, 2001
（エビデンスレベルIV）

[11] Gélinas C et al：Validation of the Critical-Care Pain Observation Tool in adult patients. Am J Crit Care 15(4)：420-7, 2006
（エビデンスレベルIV）

ステップ 3：スケールを用いて痛みを測る

● 例 3 の患者の痛みを CPOT の指標に沿って得点をつけます **表4**．合計 4 点となり，2 点より高い得点であるため，患者は痛みを感じていると評価できます．

● 痛みの評価のタイミングは，各勤務帯 4 回＋随時となっており，定期的に評価することが推奨されています[1]．ここから，2 時間ごと（1 勤務 8 時間として算出）の評価に加え，表情や身体運動などのスケールの指標において変化がみられたとき，痛みの出現が予測される処置やケアを行う前後，患者の痛みに対して介入する前後に痛みを評価すると解釈できます．

表4 CPOT の使用例

指　標	例 3 の患者の状態	得点
表　情	安静時の閉眼と眉間のしわ寄せ →緊張状態	1
身体運動	ゆっくりとした緩慢な動き →保護	1
筋緊張（上肢の他動的屈曲と伸展による評価）	動かすことはできるが四肢が緊張している →緊張状態	1
人工呼吸器の順応性（挿管患者）または発声（抜管された患者）	時折激しく咳嗽している →咳き込むが許容している	1

スケールを使用する際の注意点

● 患者の自己申告による痛みが上昇すると，BPS（$r = 0.67$，$p < 0.001$）[12]や CPOT（$r = 0.313 \sim 0.419$，$p < 0.01$）[13]は中等度上昇するという報告があり，BPS や CPOT は患者の痛みを反映できるといえます．

[12] Ahlers SJ et al：The use of the Behavioral Pain Scale to assess pain in conscious sedated patients. Anesth Analg 110(1)：127-33, 2010
（エビデンスレベルIV）

- 一方で，不穏の患者[14]の痛みを過大評価し，深鎮静の患者の痛みを過小評価するという報告[15]があります．評価困難であることを念頭におき，不穏の患者であっても意図的に痛みを聴取したり，深鎮静の場合には可能であれば患者が痛みを自己申告できるように鎮静を浅くしたり，といった対応を検討してみましょう．
- また，どの評価スケールも痛みの程度を測ることはできますが，適切な介入につなげるためには，痛みの場所や様式など問診や身体観察が必要です．

[13] Boitor M et al：Validation of the Critical-Care Pain Observation Tool and vital signs in relation to the sensory and affective components of pain during mediastinal tube removal in postoperative cardiac surgery intensive care unit adults. J Cardiovasc Nurs 31(5)：425-32, 2016
（エビデンスレベルⅣ）

おわりに

- 重症患者はさまざまな痛みを経験しています．痛みは，頻脈や高血圧，酸素消費量の増加といった症状やPTSDとの関連があります．痛みの原因には，手術，処置やケアにともなう痛みだけでなく，重症度・緊急度の高い病態や疾患である場合があります．痛みそのものや，痛みの原因が及ぼす患者への影響を最小限にするために，適切な対応が重要です．痛みを測ることは，適切な対応につなげるための一歩です．
- 所属施設の患者特性にあったスケールを選択し，定期的に痛みを測りましょう．

[14] Chookalayia H et al：The Critical care Pain Observation Tool is reliable in non-agitated but not in agitated intubated patients. Intensive Crit Care Nurs 44：123-8, 2018
（エビデンスレベルⅤ）

[15] Chanques G et al：A prospective study of pain at rest：incidence and characteristics of an unrecognized symptom in surgical and trauma versus medical intensive care unit patients. Anesthesiology 107(5)：858-60, 2007
（エビデンスレベルⅣ）

「痛み」は人それぞれに感じ方が異なるだけでなく，表出の方法も異なります．相手（患者）の身になってアセスメントしても，相手を100％理解することは不可能です．ですが，100％に近づけて理解できるように，さまざまな評価ツールを使うことも必要です．
自分の愛する人や自分が，「いま，この患者の状態だったら」と思うことができれば相手の「痛み」をより深く考えることができるのではないでしょうか．

Ⅲ. 痛みの評価と対症療法

痛みに対する薬物療法
（各種鎮痛薬の作用・副作用など）
～オピオイド？ エヌセイズ？ どう違う どう使う～

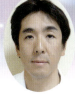

製鉄記念八幡病院
薬剤部　後藤　渉（ごとう　わたる）

エビデンス&臨床知

エビデンス
- ☑ 強い痛みが問題となるクリティカルケアでは麻薬性オピオイドが鎮痛の基本薬．

臨床知
- ☑ フェンタニルは速効性があり，鎮痛作用はモルヒネの約50～100倍．血管拡張作用が少ないため，循環動態が不安定な場合でも使用しやすい．
- ☑ 長期に麻薬性オピオイド鎮痛薬を使用している患者にペンタゾシンやブプレノルフィンを使用すると，離脱症状や鎮痛効果低下をひき起こす可能性あり．
- ☑ 軽度から中等度の痛みは非ステロイド性抗炎症薬（NSAIDs），アセトアミノフェンを投与することにより取り除くことができる．またオピオイドの副作用である腸管蠕動運動抑制や呼吸抑制，鎮静作用を減少させるために使用されることもある．
- ☑ ケタミンは鎮静薬であり鎮痛薬．呼吸抑制を起こさずに鎮痛効果もあるため，オピオイドの使用が多い場合，呼吸抑制の副作用を減少させる効果あり．体性痛に対して強い鎮痛作用があるので熱傷処置などにも有用．

はじめに

- ●鎮痛薬にはオピオイド鎮痛薬，非オピオイド鎮痛薬があります．鎮痛薬としてはオピオイド鎮痛薬がもっとも強力であり，術後や外傷による痛み，がん性痛などに使われます．
- ●オピオイド鎮痛薬には，麻薬性オピオイド鎮痛薬（モルヒネ，フェンタニルなど），麻薬拮抗性鎮痛薬（ペンタゾシン，ブプレノルフィンなど）があります．
- ●非オピオイド鎮痛薬には非ステロイド性抗炎症薬（NSAIDs），アセトアミノフェン，ケタミンなどがあります．各鎮痛薬の特徴を表1に示します．

著者プロフィール（後藤　渉）
1994年 九州大学大学院薬学研究科修士課程修了後，新日本製鐵（株）八幡製鐵所病院（現　製鉄記念八幡病院）入局
これまでにICU担当薬剤師として薬剤管理指導業務に従事，その他NST業務にも従事
日本静脈経腸栄養学会認定NST専門薬剤師，日本病院薬剤師会認定感染制御専門薬剤師
「何が今，問題になっているのか？　問題点は何なのか？」を常に把握しながら活動していく（患者を診ていく）ことが大事！

表1 クリティカルケアで使われる鎮痛薬

	一般名	投与量（mg）	作用発現（分）	持続時間（分）	持続静注量（mg/時）	副作用	備考
オピオイド	モルヒネ	1〜10	5〜10	120〜240	1〜50	平滑筋緊張 ヒスタミン遊離 呼吸抑制	拮抗薬：ナロキソン
	フェンタニル	0.025〜0.25	1〜2	30〜60	0.025〜0.25	徐脈	
	ペンタゾシン	30〜60	2〜3	120〜180	—	交感神経刺激作用	拮抗薬：ナロキソン ※天井効果あり
	ブプレノルフィン	0.15〜0.3	＜5	360〜480	—	悪心・嘔吐が多い	
その他	フルルビプロフェン	50 mg iv	10〜15			胃潰瘍 腎障害 血小板凝集抑制	※15分で投与
	アセトアミノフェン	痛み： 300〜1,000 mg iv 発熱： 300〜500 mg iv	15	投与間隔：4〜6時間以上 痛み：4,000 mg/日まで 発熱：1,500 mg/日まで		長期：肝障害	
	ケタミン	1〜2 mg/kg iv	0.5		—	脳圧上昇 気道分泌物増加	

オピオイド鎮痛薬

● オピオイド鎮痛薬はオピオイド受容体に結合することにより作用を示します．オピオイド受容体にはμ，δ，κの3種類の存在がみとめられています．μ受容体にはμ_1とμ_2受容体サブタイプが存在し，μ_1受容体は脳における鎮痛，徐脈，縮瞳，尿閉，悪心・嘔吐，瘙痒感などに関与し，μ_2受容体は脊髄における鎮痛，鎮静，呼吸抑制，消化管運動抑制などに関与していることが知られています **表2** [1]．

● オピオイドのおもな副作用には悪心，嘔吐，便秘，眠気がありま

[1] 鍋島俊隆：総説 オピオイド受容体のサブタイプとその特性. 緩和医療学 11（2）：149-54, 2009

表2 オピオイド受容体サブタイプの特徴と各オピオイドの受容体に対する結合親和性（結合しやすさ）

	μ受容体		δ受容体	κ受容体
	μ_1	μ_2		
おもな発現作用	鎮痛 徐脈 縮瞳 尿閉 悪心・嘔吐 瘙痒感 多幸感	鎮痛 鎮静 呼吸抑制 消化管運動抑制 身体依存	鎮痛，鎮静，縮瞳 呼吸抑制 消化管運動抑制 悪心・嘔吐 鎮咳，利尿，うつ 幻覚，離人感 気分不快	鎮痛 鎮静 身体依存 呼吸抑制 悪心・嘔吐
モルヒネ	+++			+
フェンタニル	+++ （$\mu_1 > \mu_2$）			
ペンタゾシン	++（P）		+	++
ブプレノルフィン	+++（P）		++（P）	+++（P）

（P）：部分作動薬

（文献[2]を参照して作成）

す．便秘はμ受容体のサブタイプ（μ₁，μ₂）のうちおもに中枢・腸管に存在するμ₂受容体へオピオイドが作用することにより起こります[2]．フェンタニルはμ₁受容体に対する親和性が高く，μ₂受容体に対する親和性が低いため便秘が生じにくいことが報告されています[1]．

[2] 特定営利活動法人 日本緩和医療学会 緩和医療ガイドライン委員会 編："がん疼痛の薬物療法に関するガイドライン2014年版"．金原出版，2014

麻薬性オピオイド鎮痛薬

エビデンス 1

クリティカルケアでの鎮痛の基本は麻薬性オピオイド

麻薬拮抗性鎮痛薬との大きな違いは麻薬性オピオイド鎮痛薬には天井効果①がありません．つまり痛みが強い場合に増量することが可能で極量がないことを意味しています．そのため強い痛みが問題となるクリティカルケアでは麻薬性オピオイド鎮痛薬が鎮痛の基本薬として用いられます（強い推奨）[3]．

① 天井効果
ある程度の量以上，投与量を増やしても鎮痛効果が頭打ちになること．有効限界ともいう．

[3] 日本集中治療医学会 J-PAD ガイドライン作成委員会：日本版・集中治療室における成人重症患者に対する痛み・不穏・せん妄管理のための臨床ガイドライン．日集中医誌 21：539-79, 2014

モルヒネ

- 代表的なオピオイドであるモルヒネは，μオピオイド受容体に対する選択性が比較的高く（δ，κオピオイド受容体よりも数倍〜数十倍），その作用のほとんどがμオピオイド受容体を介して発現します．

- モルヒネは作用時間が長く，間歇投与がされ，しばしばがん性痛で用いられますが，クリティカルケアにおいては，①血管拡張作用，ヒスタミン遊離作用があるため，血圧低下が起こりやすく血行動態が不安定な場合は使用しづらいです．また，②腎障害がある場合はモルヒネの代謝産物が蓄積しやすく，さらに作用が遷延するため注意が必要です[4]．

フェンタニル

- フェンタニルはμオピオイド受容体に対する選択性が非常に高く，完全作動薬として作用します．フェンタニルの鎮痛効果はモルヒネと類似しており，静脈内投与した場合，フェンタニルの鎮痛作用はモルヒネの約50〜100倍あります．また静脈内投与したフェンタニルが最大鎮痛効果に達する時間は約5分とモルヒネや他のオピオイドと比較して速効性があります．作用時間が短いため通常は持続静注で用いられます．

- 大量急速静注（0.1〜0.2 mg 以上）で呼吸筋の筋強直が起きることがあるので，フェンタニルを静注する場合は2分程度時間をかけて静注することが重要です．

編集委員からの一口アドバイス

オピオイド，非オピオイドの各種鎮痛薬の作用機序や副作用を知り，その使い分け方を理解することが重要です．たとえばモルヒネでは血圧低下や腎機能障害時の蓄積などがあるため，重症患者ではフェンタニルが好んで使用されます．フェンタニルを大量急速投与したときに起こる呼吸筋の筋硬直は，徒手あるいは人工呼吸器による換気補助が必要な場合もあるので，とくに危険な副作用については知っておくべきでしょう．

[4] 日本呼吸療法医学会 人工呼吸中の鎮静ガイドライン作成委員会：人工呼吸中の鎮静のためのガイドライン．人工呼吸 24(2)：146-67, 2007

- モルヒネと違い血管拡張作用が少ないため，循環動態が不安定な場合でも使用しやすいです．また脂溶性が高く比較的分子量が小さいため，皮膚吸収も良好であり，貼付剤としても使用されています．

麻薬拮抗性鎮痛薬

- オピオイド作動薬が存在しない状況では作動薬として作用しますが，オピオイド作動薬の存在下ではその作用に拮抗する作用をもつ鎮痛薬です．

ペンタゾシン（ソセゴン®）

- ペンタゾシンは κ オピオイド受容体に対して作動薬として作用し，μ オピオイド受容体に対しては拮抗薬[2]もしくは部分作動薬[3]として作用します．ペンタゾシンは鎮痛，鎮静，呼吸抑制を含めモルヒネなどのオピオイドとほぼ類似する作用を示します．その鎮痛作用はおもに κ オピオイド受容体を介して発現しますが，一部 μ オピオイド受容体も介しています．また，鎮痛作用には天井効果があります．
- モルヒネを長期間投与されている患者に対して，ペンタゾシンを投与すると μ オピオイド受容体拮抗作用により離脱症候[4]や鎮痛効果低下をひき起こす可能性があります．嘔吐はモルヒネほどはみられませんが，不安，幻覚などの精神症状が発現することがあります．
- ペンタゾシンは交感神経刺激作用があるため，末梢血管収縮作用，血圧上昇，心筋酸素消費量を増加させるため，心疾患や脳出血・くも膜下出血がある場合には使用は勧められません．

[2] 拮抗薬
受容体に作用して，他の生体内物質などが受容体に結合することを妨げる薬物．拮抗薬自体は受容体を活性化する作用をもたないので生体応答を起こさない．遮断薬，アンタゴニストともいう．

[3] 部分作動薬
受容体と結合して，受容体を活性状態にする薬剤を作動薬（アゴニスト）という．このうち受容体に結合するが，100％の活性化をひき起こさない薬を部分作動薬とよぶ．

[4] 離脱症候
オピオイドを長期投与すると身体依存を形成し，オピオイドを急に中止すると下痢，頻脈，発汗，腹痛，頭痛，流涎（よだれ），流涙，あくび，不眠，不安などの症状が出ることがある．

臨床知 1 オピオイドの離脱症候への予防・対応
離脱症候が出たときには投与されていたオピオイドを少量投与することで症状は消失します．また発現予防として，急にオピオイドを中断せず，減量が必要な場合には徐々に減量することが必要です．
オピオイド長期投与患者に麻薬拮抗性鎮痛薬を投与すると同様に離脱症候が生じやすいので投与前には注意しましょう．

ブプレノルフィン（レペタン®）

- ブプレノルフィンは μ オピオイド受容体に対して作動薬として作用し，κ オピオイド受容体に対しては拮抗作用を示します．モル

ヒネより 25〜50 倍強い効力をもち，モルヒネと類似する作用を示しますが，天井効果があります．オピオイド受容体に対して親和性が高く，かつ高い脂溶性をもつため，受容体からの解離がゆるやかであり，作用時間が長い（約 5〜6 時間）のが特徴です．

● ブプレノルフィンは直腸内，静脈内，皮下へ投与することができますが，注射において 2 mg/日で天井効果がみられるため，強オピオイドに変更する必要があります．μオピオイド受容体に対する親和性がモルヒネよりも強いため，大量にモルヒネを投与している患者にブプレノルフィンを投与すると，μオピオイド受容体に結合できるモルヒネと競合するために，総合的に鎮痛効果が弱まる可能性があります．また血管拡張作用があるため，使用時には血圧低下にも注意が必要です．

> **オピオイド鎮痛薬の投与換算比**
> モルヒネ 10 mg＝フェンタニル 0.1 mg＝ペンタゾシン 30 mg ＝ブプレノルフィン 0.2 mg

非オピオイド鎮痛薬

● 炎症痛・筋肉痛・頭痛などの体性痛は非ステロイド性抗炎症薬（NSAIDs），アセトアミノフェンを投与することにより取り除くことができます．またオピオイドの副作用である腸管蠕動運動抑制や呼吸抑制，鎮静作用を減少させるために使用されることもあります．

非ステロイド性抗炎症薬（NSAIDs）

● NSAIDs はステロイド構造以外の抗炎症作用，解熱作用，鎮痛作用を有する薬物で，代表的な薬剤には，注射薬としてフルルビプロフェン（ロピオン®），坐薬，内服薬としてジクロフェナク（ボルタレン®）などがあります．

● 一般的に NSAIDs の副作用には胃潰瘍，腎障害，血小板凝集抑制があり，クリティカルケアの現場においては循環動態不安定，腎機能障害，出血傾向のケースが多いため，使用しづらい一面もあります．

1．作用機序

● NSAIDs のおもな効果は，炎症がある局所におけるプロスタグランジン（PG）の産生阻害です．組織が損傷されると，ホスホリパーゼ A2 により，細胞膜のリン脂質からアラキドン酸が遊離されます．遊離されたアラキドン酸はシクロオキシゲナーゼ（COX）によって，PGH_2 へと変換されます．さらに各組織に特異的な PG 合成酵素により PGE_2 など種々の化学伝達物質が合成され，損傷組織へ放出されます．PG 自体に発痛作用はありませんが，ブラ

ジキニンなどの発痛物質の作用を増強させて神経の感度を敏感にする作用があります（痛みの閾値を低下させる）．また，局所での血流増加作用や血管透過性の亢進，白血球の浸潤増加など，炎症を増強させる作用を有しています．したがって，NSAIDs は遊離されたアラキドン酸から PG を合成する経路の律速酵素であるシクロオキシゲナーゼの働きを阻害することにより抗炎症・鎮痛作用を発揮します 図1．

- また，発熱時には種々のサイトカインの産生が促進され，視床下部にある体温調節中枢における PGE₂ の合成を増加させ体温を上昇させるように視床下部に働きかけます．NSAIDs は発熱時に産生される PGE₂ の合成を阻害することで，解熱作用をもたらします．

2. シクロオキシゲナーゼアイソザイム選択性

- COX にはおもなサブタイプとして COX-1 と COX-2 があります．細胞内に存在する COX-1 は刺激に誘導されることなく身体機能の保持（胃粘膜保護，腎機能維持，血小板凝集）に働きます．反対に COX-2 は通常，正常細胞にはほとんど存在せず，炎症が起こるときだけ誘導発現して PGE などの活性物質を作り，炎症をさらに増大させます．
- 国内で利用可能な NSAIDs はいずれも程度の差はあるものの，COX-1 および COX-2 のどちらの活性も抑制します 図2．
- NSAIDs による胃腸障害には，胃粘膜上皮細胞における COX-1 阻害によってひき起こされる粘膜細胞保護効果をもつ PGI₂，PGE₂ などの減少が深く関わっています．選択的 COX-2 阻害薬（セ

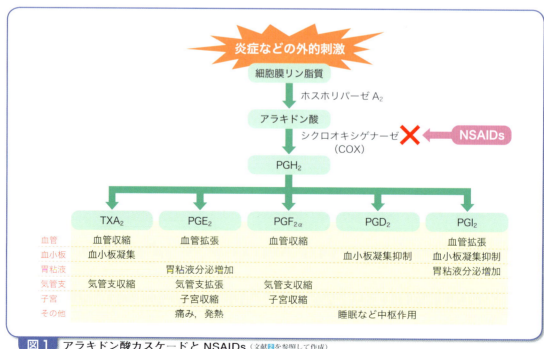

図1 アラキドン酸カスケードと NSAIDs （文献2を参照して作成）

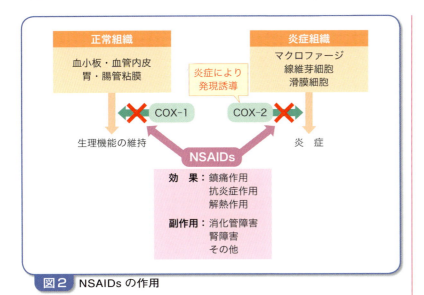

図2 NSAIDsの作用

レコキシブ）は従来のNSAIDsより胃潰瘍発症の頻度が低いとされています．胃潰瘍の予防薬として，プロスタグランジン製剤（ミソプロストール），プロトンポンプ阻害薬，高用量のH_2受容体拮抗薬などが使用されます．またうっ血性心不全，腹水をともなう肝硬変，慢性腎疾患または循環血流量が減少している患者では腎血流量と糸球体濾過速度が減少し急性腎不全を起こすことがあります．腎機能障害がある患者や高齢者に投与する際は，十分な注意が必要です．

アセトアミノフェン

- アセトアミノフェンは鎮痛，解熱作用をもつ有用な薬物ですが，NSAIDsと異なり末梢での抗炎症作用やプロスタグランジン産生抑制作用が弱いです．そのため消化管，腎機能，血小板機能に対する影響は少ないと考えられ，これらの障害でNSAIDsが使用しにくい場合にも用いることができます．
- 日本では2011年に成人の鎮痛に対する用量が改定され，1回1,000 mg，1日4,000 mgまで使用できるようになりました．
- 一般的な投与量では副作用は起こりにくいのですが，まれに皮膚粘膜眼症候群皮疹，その他のアレルギー症状，過敏症状，肝機能障害，黄疸などが起こります．もっとも重篤な急性の副作用は過剰投与による肝細胞壊死です．成人では1回に150〜250 mg/kg以上のアセトアミノフェンを経口投与すると肝細胞壊死が起こるとされており，アルコール常用者はそのリスクが高まります．アセトアミノフェン過剰摂取時の解毒にはアセチルシステインが使用されます．

ケタミン

- ケタミンは中枢神経 NMDA 受容体を遮断することで，**鎮静薬でありながら鎮痛作用がある薬剤**です．呼吸抑制を起こさずに鎮痛効果もあるため，オピオイドの使用が多い場合，呼吸抑制の副作用を減少させる効果があります．
- **体性痛に対して強い鎮痛作用があるので，熱傷処置などにも有用**です．一過性の血圧上昇作用，脳圧亢進作用があるので，脳血管障害，高血圧（収縮期圧 160 mmHg 以上，拡張期圧 100 mmHg 以上），脳圧亢進症および重症の心代償不全の患者，けいれん発作の既往歴のある患者には禁忌です．副作用として悪夢，唾液分泌亢進があるので，唾液分泌亢進にはアトロピン 0.25～0.5 mg を，悪夢にはミダゾラム 2.5～5 mg を静注します．

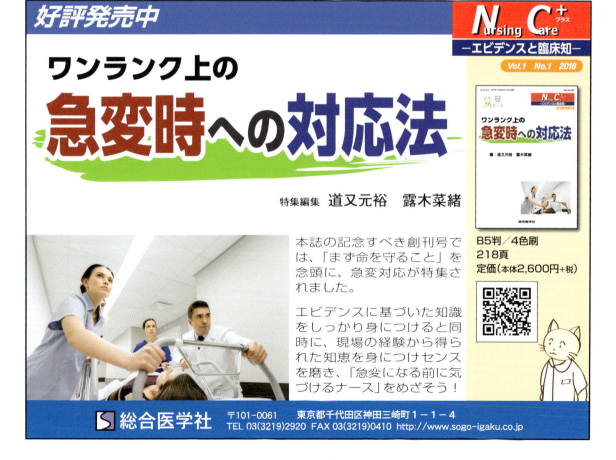

Ⅲ．痛みの評価と対症療法

痛みに対する非薬物療法
～痛みの閾値を上げるための介入～

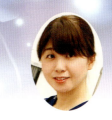

■ 岡山市立総合医療センター 岡山市立市民病院
1) 集中治療部（救急看護認定看護師）　2) 経営企画室（副室長）／看護部（急性・重症患者看護専門看護師，集中ケア認定看護師）

藤井 絵美 1)（写真）　西村 祐枝 2)

エビデンス&臨床知

エビデンス
- ☑ 痛みには必ず不快な情動感情を生み，不眠や不安だけでなく，うつ症状を呈する場合もある．
- ☑ 呼吸法や音楽療法，マッサージなどによって痛みが軽減したなど，薬剤と併用することでの相乗効果を図れた報告もある．

臨床知
- ☑ 痛みは不快な情動体験であり，患者にとっては恐怖や不安をもたらす体験であり，その感情は痛みをさらに増強させる因子となる．
- ☑ 急性痛であれば慢性化させないケア，慢性痛であればQOLを低下させない痛みに対するケアが必要になる．
- ☑ 痛みは全人的なものとしてとらえ，痛みの感じ方や閾値がさまざまな要因から影響を受けていることを考慮してケアリングに努めましょう．

はじめに

- 痛みは「実際の組織損傷や潜在的な組織損傷に伴う，あるいはそのような損傷の際の言葉として表現される，不快な感覚かつ情動体験」[1]と定義され，患者自身が感じる主観的な症状です．発生要因によって，侵害受容痛（侵害受容性疼痛），神経障害痛（神経障害性疼痛），心因痛（心因性疼痛）の3種類に分類されますが，いずれも情動的な感情が痛みを増強させます．
- たとえば，手術や外傷など末梢組織に傷害を受けると，末梢の侵害受容器が刺激され，痛みを起こします．このことを**侵害受容痛**といいます．このとき，炎症性のメディエータが神経終末に働くことで，痛みは増強し，炎症痛も同時にみとめます．痛みは，侵害刺激がくり返し脊髄後角ニューロンに入力されることで誘発され，高次中枢の脳で認知されます．同時に，感覚性入力によって，「快不快，恐れ，怒り」などの感情をひき起こします．

[1] 日本ペインクリニック学会用語委員会「国際疼痛学会 痛み用語 2011年版リスト（日本ペインクリニック学会用語委員会翻訳）」
https://www.jspc.gr.jp/Contents/public/pdf/yogo_itami2011.pdf
（2019.6.21 参照）

筆頭著者プロフィール（藤井絵美）
岡山市立市民病院 集中治療部 統括副看護師長，日本DMAT隊員／救急看護認定看護師
2003年 岡山市立市民病院入職，脳神経外科，整形外科，救急外来，集中治療部にて勤務
2010年 救急看護認定看護師を取得

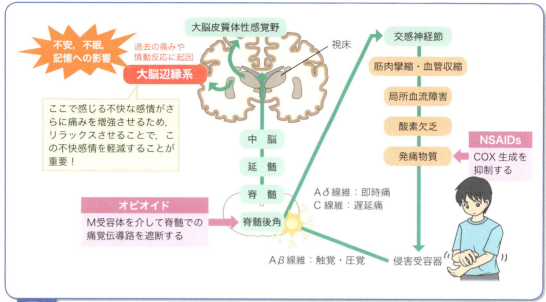

図1 痛覚伝導路における薬剤効果と痛みによる不快感情の関係について

- このように痛みによって生じた**不快な感情は記憶に残ります**．この負の感情は，痛みを増強させる要因にもなり，つまり，痛みの閾値を下げてしまう可能性があります．また，侵襲による組織損傷や炎症は，ホルモンの作用により生じるストレスにより，不安や不眠，記憶への影響を及ぼすと考えられています **図1**．
- 痛みは患者自身が感じる主観的な訴えであるために，苦痛表情や呼吸数増加などの随伴症状がなければ客観的には評価が困難です．上述したように，**患者の痛みを適切にケアできなければ，痛みの体験は不快や不安，恐怖をもたらすこととなります**．また，痛みや不安によって生じるストレス反応は，交感神経を興奮させ，カテコラミンの分泌の促進によって血圧，心拍数，呼吸数，酸素消費量の増加，異化亢進などのさまざまな弊害を生じさせます．とくに，心理的なストレスは痛みに大きく影響します **表1**[2]．

[2] 雄西智恵美 他編："周手術期看護論：成人看護学 第2版"．ヌーヴェルヒロカワ，p122，2009

表1 痛みの感じ方に影響を与える因子

痛みの閾値を上昇させる要因	痛みの閾値を低下させる要因
症状緩和	不快感
不安の緩和	不安
睡眠	不眠
休息	疲労，倦怠感
気晴らし	拘束感
周囲の人々とのふれあい，共感	孤立感
自己コントロール感	無力感
現実的な期待	過度の期待（期待感と現実のギャップ）
医療者との良好な関係	医療者への不満，不信感
病気や手術に対する肯定的な受け止め	病気や手術に対する否定的な受け止め
抗うつ薬，抗不安薬	抑うつ状態

（文献2より引用）

そこで，痛みの感じ方を高める因子を除去し，**閾値を上げるケアを提供する**ことが重要です．たとえば，熱傷の創部痛は激しい痛みを生じ，ガーゼ交換時に生じる痛みはうつなどの原因となります．そのような痛みに対して，腹式呼吸法を併用することで有意な効果が得られた報告[3]があります．鎮痛薬を用いるだけではない「痛みに対する非薬物療法」は痛みの閾値を上げることに有益です．この稿では，効果的な非薬物療法による介入について解説します．

[3] Park E et al：The effects of relaxation breathing on procedural pain and anxiety during burn care. Burns 39(6)：1101-6, 2013

痛みに対する非薬物療法とは

- 痛みに対する非薬物療法とは，言葉のとおり鎮痛薬を用いない痛みの緩和方法を意味します．必ずしも鎮痛薬を用いずに痛みを緩和することを推奨しているのではなく，**痛みの性状をアセスメントした**うえで，**鎮痛薬との併用**や**精神的ケア**として介入する一手法として用います．痛みへの恐怖がネガティブな感情をひき起こし，不安や抑うつ，廃用性を助長させ，さらに痛みを増強させるという悪循環をまねかないような介入が重要になってきます（図2）[4]．
- 上述したように**痛みと不安には関連性があり，術後の回復遅延をまねく**など重大な問題をひき起こす可能性があります．また，侵襲を受けた患者は痛みだけでなく，さまざまなストレスとなる要因があります．たとえば，事故や手術によって生じる痛みや機能障害，家族や社会的役割の変化，非日常的な環境など多岐にわたります．
- 精神的ケアが不十分であると，患者の不安や恐怖感が増強します．

[4] Leeuw M et al：The fear-avoidance model of musculoskeletal pain：current state of scientific evidence. J Behav Med 30(1)：77-94, 2007

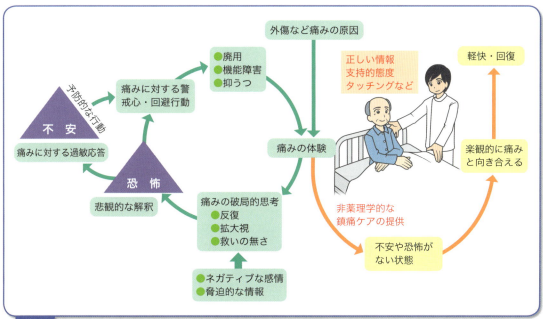

図2　痛みの恐怖回避モデルと非薬理学的鎮痛ケアの関係　（文献[4]を参照して作成）

表2 痛みに対する非薬理学的な介入例について

方　法	内　容
リラクセーション	同一体位や臥床による筋緊張を意識的に力を抜かせたり，ストレッチすることで，痛みを軽減したり，悪化させたりしないようにする．ゆっくりとした腹式呼吸も効果的である．
タッチング	患者の体に触れたり，手を握ったりすることで，心の安定をもたらす効果がある．
温罨法，冷罨法	温罨法は，湯たんぽや蒸しタオルなどを用いて局所を温めることで血行を促進し，筋緊張を弛緩させ，痛みを緩和させる．冷罨法は，ゲルパックなどを用いて局所を冷やすことで，末梢循環を抑制し，腫脹を軽減させる．
注意転換	単に意識を痛み以外のものに向けること．テレビを観たり，音楽を聴くことで気をまぎらわし，気持ちを痛みからそらす．

その結果，痛みの閾値が下がり，痛みを強く感じるようになります．そのため看護師は，治療だけでなく，患者のストレス緩和を図り，療養環境を快適だと感じることができるような日常生活支援が求められます．具体的には，**昼夜のリズムをつけたり，夜間の睡眠が促進されるような介入**が重要となります．**情緒的支援や状況に応じたケア** 表2 を行うことで，痛みの閾値が上がり，患者が回復を感じることで安心感につながります．注意転換には，サイバーセラピーがあり，VRシミュレーションを見ることで痛みが軽減した報告[5]もあり，気分転換に効果があります．また，心臓外科患者の胸腔ドレーン抜去時にアイスパックによる冷罨法が疼痛緩和に効果的であったという報告もあります[6]．

[5] Mosso-Vázquez JL et al：Virtual reality for pain management in cardiac surgery. Cyberpsychol Behav Soc Netw 17(6)：371-8, 2014

[6] Gorji HM et al：Comparison of ice packs application and relaxation therapy in pain reduction during chest tube removal following cardiac surgery. N Am J Med Sci 6(1)：19-24, 2014

具体的な非薬理学的な介入について

リラクセーション法

● リラクセーションを実施することで，**呼吸や心拍数の減少，緊張の緩和によりリラックス効果が期待**できます．方法として，横隔膜を使った長息の腹式呼吸により副交感神経活動を活性化させる「呼吸法」，骨格筋を系統的・段階的に弛緩させることで筋紡錘から脳幹網様体への刺激量を減らしていく「能動的方法」，筋肉の緊張-弛緩をくり返す「筋弛緩法」，精神療法である催眠法を自己催眠に応用した方法で意識集中により手・足などの身体部位のリラックスした感覚を得る「自律訓練法」などがあります．

1．深呼吸法

● 疼痛のある患者は呼吸運動が抑制されやすく，また術後に関しては麻酔による影響を原因とした呼吸抑制の場合もあります．深呼吸を行うことで，痛みや術後の交感神経優位の状況から副交感神経優位にすることが期待できます．

● 深呼吸法は，患者一人でも行える手軽な方法ですが，実施する場合は看護師自身が時間や精神的な余裕を持ち，落ち着いた状態で

開始することが望ましいでしょう．

◇深呼吸法の実際[7]
① 2回くらい深呼吸をした後，ゆっくりと口から息を吐く
② 腹部に意識を集中させて，腹部を大きく膨らませるよう鼻から息を吸う（4秒くらい）
③ 2秒息を止める
④ 口をすぼめ，ゆっくりと息を吐く（8秒）
⑤ まずは肩から，そして意識して全身の力を抜く

2. 漸進的筋弛緩法（progressive muscle relaxation：PMR）

● 漸進的筋弛緩法は全身の筋肉の緊張と弛緩という身体動作を通して得られる筋感覚に基づいて，系統的かつ漸進的にリラクセーションを行う方法です[8]．また，漸進的筋弛緩法はもっとも広く用いられているリラクセーション技法であり，呼吸法と合わせて他のリラクセーション技法の導入としても使用され，どのような臨床症状にも適用可能です[9]．この方法はがん性痛，術後痛，化学療法後の悪心改善など，幅広い分野での効果があります．

◇PMR法の実際
思いきり力を入れて緊張させる．しばらくその感覚を保ったあと，ゆっくりと力を抜く．この力を抜いた時のじんわり温かくなる感覚を味わうことが大切．そして，これを体の各部位に分けて行う．
　　例）両手：両手に力（70％くらいの力）を入れて5秒握る
　　　　　　　10秒かけてゆっくり広げる

● リラクセーションを実施するうえで，看護師は患者が安心してリラクセーションを実施できるような環境調整を行い，実施中は労いの言葉をかけます．

タッチング

● タッチングは，マッサージやケア提供の際に実施する行為であり，多くは苦痛・不安の軽減や励ましなどを目的とした共感的タッチングを行います．
● 痛みに対するマッサージの効果として，**ゲートコントロール理論**が活用できます．これは，痛み部位の周辺部を刺激することで，Aβ線維が活性化されることで，他の刺激が抑制され痛みが和らぎます[10]．つまり，**患部周辺をさすったり，なでたりすることが痛みの緩和に効果がある**ということになります．なお，痛みの伝わり方については図1を参照してください．
● 患者に手を添え，腰や背中，または痛みのある部分を優しくなで，痛みに共感し寄り添うなどの行動そのものがタッチングであり，

[7] 山本真基子 他：非薬物療法．看護技術 65(1)：35, 2019

リラクセーションの方法は，行い方に固執すると「促された通りにできない」というストレスを感じることもあります．そのためリラクセーション法は，患者自身がストレスを感じにくい方法で行うことが必要です．少しくらい方法が異なってしまっても，それ自体が悪いわけではありません．行ってみて良い効果を感じることができたのであれば，リラックス効果があるのだと思います．患者自身がそれを自主的に行えるようになれば，「痛み」をどのようにマネジメントできるかを考えられ，退院へ向けて教育的関わりの一つになるかもしれません．

[8] Margo McCaffery 他："痛みの看護マニュアル" 委羽倭文子 監訳．メジカルフレンド社, p246, 1997

[9] 近藤由香 他：1987〜2013年における国内の漸進的筋弛緩法に関する看護文献レビュー ―基礎研究と臨床研究の視点より―．日看研会誌 37(5)：65-72, 2014

[10] 土井 篤：脊髄後角における感覚伝達とゲートコントロール理論を考える．保健科誌 No.14：17-27, 2017

その行為は患者にとって安心感をもたらします。看護師の手の温かみ自体が痛みによる緊張をほぐし安心感につながり、リラックス効果があるとも考えられています。実際に、皮膚をなでることによって、快適な触感刺激が脳に伝わり、視床下部で神経伝達物質であるオキシトシンが分泌されると述べられています。オキシトシンが分泌されることで、副交感神経が優位に働き、人は心身ともにリラックスし、ストレスを軽減させることができるのです[11]。

[11] 山口　創：身体接触によるこころの癒し～こころとからだの不思議な関係～. 全日鍼灸会誌 64(3)：132-40, 2014

音楽療法

● 日本音楽療法学会では、音楽療法を「音楽の持つ生理的、心理的、社会的働きを用いて心身の障害の回復、機能の維持改善、生活の質の向上、行動の変容などに向けて、音楽を意図的、計画的に使用すること」[12]と定義し、緩和ケアや、終末期医療、集中治療分野などで汎用されています。音楽療法は**疼痛治療の補完療法として有用**であり、安全性が高く、看護の一環としても導入しやすい方法といえます。実際に、変形性膝関節患者に温罨法と音楽療法を組み合わせることで、疼痛緩和の一助となった報告もあります[13]。穏やかな音楽によって視床下部のヒスタミン H3 受容体の作用が亢進し、それが交感神経の活動を抑制して血圧が低下するといわれています[14]。

[12] 日本音楽療法学会ホームページ「概要」
https://www.jmta.jp/about/outline.html（2019.6.15 参照）

[13] 福満舞子 他：変形性膝関節症患者に対して温罨法と音楽聴取を組み合わせた疼痛緩和ケアの効果：脳波指標と心理的指標を用いた研究. 大阪府大看紀 18(1)：23-31, 2012.

● このように、音楽療法を意図的に取り入れることにより、**副交感神経を優位**にし、痛みの閾値を上げる効果が期待できます。この場合に選択する音楽は、基本的には本人の希望するものがよいと思いますが、希望がない場合や訴えができない場合は、旋律が緩やかで、テンポがゆっくりとした音楽がよいでしょう。なお、音楽療法を取り入れる場合は、以下の点に注意が必要とされています。

[14] 呉　東進：医学的音楽療法の基礎と臨床. 音楽医療研究 2(1)：1-8, 2009

◇**使用上の一般的な注意事項**
● 明確な意思表示ができない、あるいは移動能力が乏しい対象者は音から逃れられない
● 聴力障害（老人性難聴・各種疾患による聴力障害）の存在
● 聴覚過敏（自閉症などによる）の存在
● 反応性てんかん発作の可能性
● 身体的、心理的負荷増大の可能性
● 保険適用がない

まとめ

● 痛みで苦しむ患者を全人的にとらえることで痛みの閾値を下げること、さらに痛みの閾値を下げる要因を取り除くための非薬物療法についていくつか紹介しました。臨床現場において鎮痛への介

入は日常的に実践され，漫然に鎮痛薬を投薬する場面も少なくありません．鎮痛薬だけに頼るのではなく，意図的に痛みに対する非薬物療法を実施し，そのことが患者の**痛みの閾値を上げるケア**につながることを念頭におきましょう．看護師が患者の変化する**病状や症状，心理状態に寄り添い**，患者とともにその時できる非薬物療法を模索していくことで，患者の治療やリハビリテーションなどに対する意欲が高まり，回復の促進につながります．

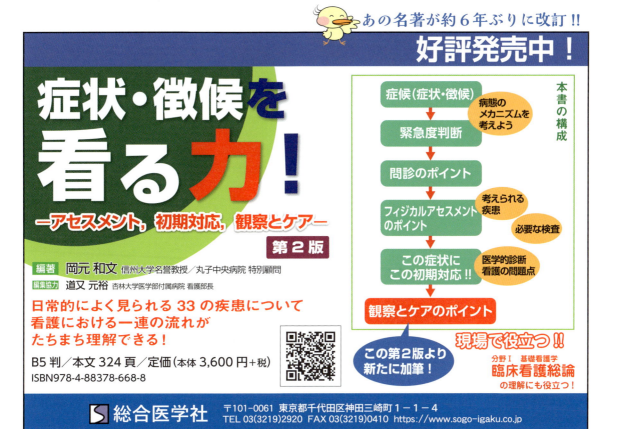

Ⅲ. 痛みの評価と対症療法

神経ブロックによる痛みのコントロール
～困ったときの神経ブロック～

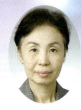

昭和大学病院
緩和医療科（客員教授）　樋口比登実（ひぐちひとみ）

エビデンス&臨床知

エビデンス
- ☑ WHOで推奨され[1]，エビデンスレベル・推奨度ともに高いブロックは腹腔神経叢ブロックである．
- ☑ エビデンスレベルの低いブロックでも推奨度の高いブロック[2]は多い．

臨床知
- ☑ 神経ブロックの除痛機序は明確である．
- ☑ 急性・慢性・がん性痛など痛みの種類・局在によりブロックを選択する．
- ☑ デルマトーム 図1 [3]で局在の明確な痛みはブロックの適応があると考える．
- ☑ ブロックは，①技術，②チームワーク，③コミュニケーションスキルで成り立つ．
- ☑ ブロックの合併症を予防するのは看護師の観察力．

はじめに

● 神経ブロックとは，脳・脊髄神経（節），交感神経節など神経に，薬剤や熱，圧などを作用させて，一時的あるいは長期間に刺激伝導を遮断し除痛を図る手段です．神経の数だけブロックがあるといっても過言ではありません．禁忌 表1 [4]以外で局在がはっきりしている痛みには，すべて何らかの神経ブロックが適応になると考えてご相談ください．

[1] 世界保健機関 編:"がんの痛みからの解放―WHO方式がん疼痛治療法―第2版"武田文和 訳. 金原出版, 1996

[2] 日本ペインクリニック学会 がん性痛に対するインターベンショナル治療ガイドライン作成ワーキンググループ 編:"がん性痛に対するインターベンショナル治療ガイドライン". 真興交易医書出版部, 2014

[3] 梅田 恵, 樋口比登実 編:"Q&Aでよくわかる!がん性疼痛ケア". 照林社, p18, 2003

[4] 梅田 恵, 樋口比登実 編:神経ブロック. "がん患者のQOLを高めるための骨転移の知識とケア". pp75-80, 医学書院, 2015

著者プロフィール（樋口比登実）

昭和大学医学部大学院卒業
約40年間，麻酔・ペインクリニック・緩和医療と痛み治療に従事
昭和大学病院 客員教授
日本麻酔科学会麻酔指導医・日本ペインクリニック学会専門医
ぜひ，腕の良いペインクリニシャンと仲良くなってください．困ったときには，オピオイドなど薬剤をむやみに増量する前に神経ブロックのご相談を！

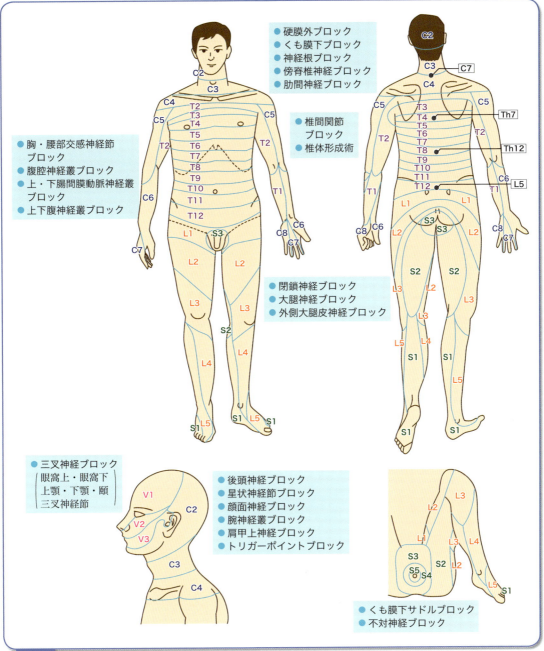

図1 デルマトーム (著者らの文献3より改変)

表1 神経ブロックの禁忌と利点

禁　忌	利　点
●同意・協力が得られない ●出血傾向がみとめられる ●中枢神経系に異常がみとめられる ●穿刺部分に炎症や感染がみとめられる ●痛みの原因が他覚的に明らかではない ●全身を移動する痛み ●全身状態が著しく悪化している ●経験のあるペインクリニシャンが不在	●確実な除痛（部位，範囲，性質によっては完全な除痛を得られる） ●限局する痛みに有効 ●長期間の鎮痛効果（年単位の効果が期待できるブロックもある） ●鎮痛薬・鎮痛補助薬の減量可能 ●意識レベル・精神活動に直接作用しない ●経済的負担の軽減

神経ブロックの特徴

診断・治療方針決定の一助となる

● 神経がどのように関与しているか判断が困難な痛みに対して，局所麻酔薬（以下，局麻薬）使用の神経ブロックにより，診断の助けになることがあります．さらに神経破壊薬などを使用する永久ブロックを施行するか否かの決定や適切な薬剤を選択する根拠となるなど，治療方針の決定に大きく役立ちます．

痛覚伝導路の遮断

● 侵害受容器からの入力を直接遮断し痛みを取り除きます．根治的な治療にはなりませんが，患者の QOL を大きく改善します．三叉神経ブロックが代表的なブロックで，三叉神経痛の痛みに対しては絶大なる効果をもたらします．これら知覚神経ブロックは単にその部位の除痛効果だけではなく，痛みの遷延や増悪を阻止し，悪循環への移行も予防する効果があります．

交感神経の遮断

● 内臓からの求心線維である交感神経の経路を遮断する腹腔神経叢ブロックなどが代表的なブロックです．その他，顔面神経麻痺，突発性難聴，頸肩腕症候群などに対する星状神経節ブロック，血流障害・多汗症に対する胸・腰部交感神経節ブロックなどは，血流改善や発汗抑制，筋緊張緩和などで効果を得るブロックで，一般的に施行されているブロックです．

痛みの悪循環 図2 [5]を断つ

● 痛みが発生した局所では，脊髄反射路を通じ障害部位を支配する遠心性神経（運動神経と交感神経）が興奮して，血管収縮や発汗亢進，筋収縮などをひき起こします．その結果，血流減少や虚血状態，組織の酸素欠乏，代謝異常などが起こります．さらに痛みによりさまざまな不安や恐怖が交感神経を刺激し，悪循環を促進します．神経ブロックはこの悪循環を遮断し，痛みを整理し症状を緩和することに役立ちます．

[5] 樋口比登実：癌性疼痛の最適治療法
（4）神経ブロック. コンセンサス癌治療 7：
140-2, 2008

除痛効果

● 痛みを伝達する神経そのものを遮断するために，一時的であっても，確実に除痛効果が得られます．痛みの部位，範囲，性質によっては完全に痛みを除くことが可能となります．また広範囲の痛みでも，一部の限局した痛みをブロックすることで，痛みの管理が

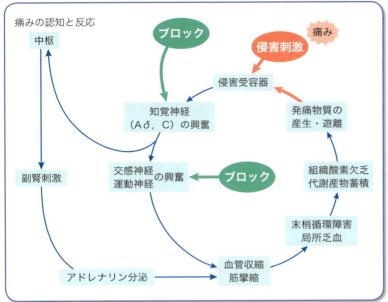

図2 痛みの悪循環

容易になることもあります．確実に実施されれば患者の満足度は非常に高い治療法です．

副作用・合併症・予防

- 感染，出血など穿刺にともなうリスクは避けられません．穿刺部位によりさまざまな合併症が出現しますので，解剖を熟知する必要があります．
- 局麻薬の血管内注入やくも膜下注入は，けいれんや呼吸・循環抑制の危惧があり，すぐに対応ができるように救急カートなどの準備が必要です．神経破壊薬は，目的以外の部位に薬液が浸透し重大な合併症を生じる危惧もありますので，最小限の薬剤で最大の効果を得ることがブロックの原則です．
- リスクを軽減するのは看護師の力です．ブロック前（心身ともブロックを受けられる状態か？），ブロック中（体位の介助，患者の表情などチェック），ブロック後（合併症チェック）の患者状態把握が重要です．合併症を予測し，呼吸・循環状態，表情の変化などに早く気づくと大きな事故に至りません．さらに"痛いですか？"ではなく"○○部の痛みはいかがですか？"など的確な質問によりブロックの効果判定が確実にできます．クリニカルパスの利用も有効です．

手技の差

- 施行者の経験，手技の巧拙が明確に結果に現れます．X線透視下・CT下・超音波ガイド下でブロックが施行されますが，"いつでもどこでも誰にでも可能"な手技ではありません．さらに適応・判

断を誤ると，症状の増悪や新しい苦痛を生じ患者の苦悩が増強します．ブロックの効果を十分生かすために大切なことは，患者との信頼関係，適応・タイミングの判断です．時機を逃し，施行できなくなることもあります．まずは，早期から信頼できるペインクリニシャンに相談することが重要です（日本ペインクリニック学会 https://www.jspc.gr.jp/）．

使用する薬剤など

局所麻酔薬

● リドカイン，メピバカイン，ロピバカイン，レボブピバカインなどを使用します．利点は作用時間が短いため合併症を惹起してもきちんと対応・処置を行えば，元に戻ることができます．欠点は作用時間が短いために，効果時間に限界があり，くり返すことが必要になります．

神経破壊薬

● 長期間の効果を得るために神経線維・神経細胞の破壊を目的に使用される薬剤で，一般にエタノール，フェノールグリセリン，フェノール水溶液などが使用されています．液体の宿命として，予想外の部位に流入し重篤な合併症を起こす可能性があるため，高周波熱凝固や高濃度局麻薬で対応する施設も増加しています．

高周波熱凝固法（RF），パルス高周波法（PRF）

● 高周波熱凝固法（radiofrequency thermocoagulation：RF）は，高周波のもたらす熱エネルギーを使用し神経組織を熱凝固破壊する方法です．針先端のわずかな部分にのみブロック効果が限定されます．目的の神経を微弱な電流で刺激し探索するので選択性に富み，温度・時間により熱凝固の強度を調節できるため利用価値は高い方法です．
● パルス高周波法（pulsed radiofrequency：PRF）は，間欠的に通電し，オフ時に熱が低下するので，針先端温度が 42℃ に保たれていて，安全性は高いとされています．正確な作用機序は解明されていませんが，症例に応じ RF，PRF を選択し施行することが推奨されています．

編集委員からの一口アドバイス

各種神経ブロックの作用，副作用を熟知し，副作用出現時の対応を行えるようにすることが大切です．ブロックによっては呼吸や循環抑制を起こす場合もあるので，救急カートの準備が必要です．また起こりうる合併症についても患者に伝え，帰宅後に症状が出た場合の対応も明確にしておくことが大切です．

代表的な神経ブロック

星状神経節ブロック[6]～[8]

● 頸部の交感神経節である星状神経節およびその近傍に局麻薬を注

入することにより，支配領域である頭頸部，顔面，上肢，および上胸部（C2-Th4領域）に効果をもたらす方法です．この部位の帯状疱疹やCRPS（complex regional pain syndrome）などの痛みの疾患や末梢循環障害など，多くの疾患に適応があります．

＊合併症と観察点：

一時的な反回神経麻痺による嗄声，腕神経叢麻痺によるブロック側上肢の脱力・しびれ，浅頸神経叢麻痺による頸部の知覚鈍麻などは，時間とともに改善することを伝えて，飲水や転倒注意を促すことが大切です．

血管内注入は，すぐに意識消失やけいれんが起こるため，緊急対応ができる体制を整備しておくことが必要です．

硬膜外注入，くも膜下注入なども血圧低下，呼吸抑制，意識低下などの症状が出現するため，患者観察を怠らないように血圧や呼吸状態をチェックする必要があります．

頸部血腫形成は数時間経過後に呼吸困難が発症し，適切な対応がなされないと致命的な状況に陥ることがあります．帰宅後に起こる合併症に関しては，十分に説明し，異常が生じた場合には緊急対応ができるように連絡先などを明らかにしておくことが大事です．

■ 硬膜外ブロック[9][10]

● 硬膜外腔に局麻薬を注入することにより脊髄神経，交感神経を遮断する方法です．顔面を除く頸・胸・腰・仙骨神経支配領域と広範囲の痛みに適応があり，麻酔，ペインクリニック領域で頻用されています．穿刺部位，投与方法（単回・持続）や，注入薬剤の種類や量・濃度を変更することにより，除痛領域や神経（交感・感覚・運動）の遮断程度，持続時間などのコントロールが可能です．オピオイドの投与経路としても使用可能で，PCA（Patient Controlled Analgesia）機能を付加することにより有用性が高まります．がん患者には持続硬膜外カテーテル埋込みなども施行されています．

＊合併症と観察点：

交感神経遮断により血圧低下，徐脈が起こることがあるので，施行後の呼吸・循環管理は重要です．悪心・嘔吐，めまい，生欠伸，尿・便失禁，安静解除後の転倒などにも注意は必要です．施行部位や薬剤の種類，使用量などを把握し，起こりうる効果と合併症を理解して観察することが大切です．出血傾向・免疫能低下がみとめられる場合には，硬膜外血腫・硬膜外膿瘍などのリスクが高く，発見が遅れると脊髄損傷など重篤な状況に陥る危険があります．

[6] 下坂典立 他：頸部交感神経幹による口腔内血流量，頬部表面温および手指基礎発汗量に変化について 日臨麻会誌 31（3）：450-4, 2011
（エビデンスレベルⅣ）

[7] Kang CK et al：Effect of stellate ganglion block on the cerebrovascular system： magnetic resonance angiography study. Anesthesiology 113（4）：936-44, 2010
（エビデンスレベルⅢ）

[8] Nagahara M et al：The acute effects of stellate ganglion block on circulation in human ocular fundus. Acta Ophthalmol Scand 79（1）：45-8, 2001
（エビデンスレベルⅣ）

[9] Burton AW et al：Epidural and intrathecal analgesia is effective in treating refractory cancer pain. Pain Med 5（3）：239-47, 2004
（エビデンスレベルⅣ）

[10] Smitt PS et al：Outcome and complications of epidural analgesia in patients with chronic cancer pain. Cancer 83（9）：2015-22, 1998
（エビデンスレベルⅣ）

くも膜下ブロック[11][12]

- くも膜下腔に局麻薬やオピオイドを注入し除痛効果を得る方法です．硬膜外ブロックほど普及していませんが，硬膜外ブロックより長期にわたり確実な鎮痛効果が得られます．カテーテル埋込み法も施行されています．モルヒネ換算比は経口：硬膜外：くも膜下＝1：1/10：1/100～1/300[13]といわれており，非常に少量のモルヒネで十分な効果を得ることができ経済的効果もあります．
- 神経破壊薬を使用するくも膜下フェノールブロック[14]～[16]は，四肢に影響のない片側軀幹の痛みや人工肛門・（自己）導尿済み患者の（旧）肛門部痛・会陰部痛症例には，カテーテルも不要で，完全除痛が望める最強のブロックです．局麻薬と異なり神経破壊薬は非可逆的変化を起こすため，施行前には十分な検討が必要です．ブロックにより失うもの（機能障害：排尿排便，上下肢の運動など）と望む効果（除痛）を比較検討することが重要です．また，頭蓋内圧が亢進している症例は禁忌です．

＊合併症と観察点：
髄膜炎，硬膜外血腫，神経損傷，髄液漏，呼吸・循環抑制，尿閉などには十分留意し，手術室と同様の管理体制と救急カートなどの準備は不可欠です．

腹腔神経叢（内臓神経）ブロック[17]～[22]

- 上腹部および背部の痛みが適応となります．がん性痛には神経破壊薬のアルコール，急性膵炎などには局麻薬で施行することが一般的です．感覚・運動神経への影響が少なく，機能障害が少ないという利点があります．腹腔神経叢ブロックのみで完全除痛が得られない場合でも，オピオイドの減量や，痛みの軽減がみとめられます．ブロック後，腸管の蠕動亢進による下痢症状や一過性の低血圧をみとめることもありますが，数日で落ちついてきます．施行後は排便コントロールが良好となり，便秘対策が容易になります．除痛効果は腹腔内に限られ，腹膜，脊椎転移などに効果がありません．

＊合併症と観察点：
一時的な血圧低下，アルコールによる酩酊，下痢などがあります．神経破壊薬を使用する場合には，至近の画像診断と十分なインフォームド・コンセントが必要となります．もちろん呼吸・循環管理は必須です．

トリガーポイントブロック[23][24]

- 筋の緊張や攣縮が生じているトリガーポイントに局麻薬などを注

---

[11] Smith TJ et al：An implantable drug delivery system (IDDS) for refractory cancer pain provides sustained pain control, less drug-related toxicity, and possibly better survival compared with comprehensive medical management (CMM), Ann Oncol 16(5)：825-33, 2005
（エビデンスレベルⅡ）

[12] Kurita GP et al：Spinal opioids in adult patients with cancer pain： a systematic review： a European Palliative Care Research Collaborative (EPCRC) opioid guidelines project. Palliat Med 25(5)：560-77, 2011
（エビデンスレベルⅡ）

[13] 特定非営利活動法人 日本緩和医療学会 緩和医療ガイドライン委員会 編："がん疼痛の薬物療法に関するガイドライン2014年版". 金原出版, pp109-14, 2014

[14] Slatkin NE et al：Phenol saddle blocks for intractable pain at end of life： report of four cases and literature review. Am J Hosp Palliat Care 20(1)：62-6, 2003
（エビデンスレベルⅤ）

[15] Nagaro T et al：Percutaneous cervical cordotomy and subarachnoid phenol block using fluoroscopy in pain control of costopleural syndrome. Pain 58(3)：325-30, 1994
（エビデンスレベルⅣ）

[16] Ischia S et al：Subarachnoid neurolytic block (L5-S1) and unilateral percutaneous cervical cordotomy in the treatment of pain secondary to pelvic malignant disease. Pain 20 (2)：139-49, 1984
（エビデンスレベルⅣ）

[17] Yan BM et al：Neurolytic celiac plexus block for pain control in unresectable pancreatic cancer. Am J Gastroenterol 102(2)：430-8, 2007
（エビデンスレベルⅠ）

[18] Zhang CL et al：Effect of neurolytic celiac plexus block guided by computerized tomography on pancreatic cancer pain. Dig Dis Sci 53 (3)：856-60, 2008
（エビデンスレベルⅠ）

[19] Arcidiacono PG et al：Celiac plexus block for pancreatic cancer pain in adults. Cochrane Database Syst Rev (3)：CD007519, 2011
（エビデンスレベルⅠ）

[20] Wyse JM et al：Randomized, double-blind, controlled trial of early endoscopic ultrasound-guided celiac plexus neurolysis to prevent pain progression in patients with newly diagnosed, painful, inoperable pancreatic cancer. J Clin Oncol 29(26)：3541-6, 2011
（エビデンスレベルⅠ）

入し，痛みを軽減させる方法です．筋筋膜痛症候群などが適応となります．長期臥床，悪液質などでひき起こされる肩や肩甲部，背部，腰部の痛みに対し，予想外の高い除痛効果を示すことがあります．簡便かつ比較的安全で特別な手技も器具も必要としないので，利用価値が高いとされています．

＊合併症と観察点：
安易に施行される場合がありますが，出血・感染・神経損傷などに対する注意は穿刺手技全般と同じです．部位により血管内注入，気胸，皮下出血，めまい，硬膜外・くも膜下注入など重篤な合併症が起こりうることも念頭におき観察することが大切です．簡単なブロックで重篤な合併症を起こすと大変なことになります．大手術・小手術はあっても，小麻酔・小ブロックはありません．

---

21 Rykowski JJ et al：Efficacy of neurolytic celiac plexus block in varying locations of pancreatic cancer： influence on pain relief. Anesthesiology 92(2)：347-54, 2000
〔エビデンスレベルⅠ〕

22 Eisenberg E et al：Neurolytic celiac plexus block for treatment of cancer pain： a meta-analysis. Anesth Analg 80(2)：290-5, 1995
〔エビデンスレベルⅠ〕

23 宮崎東洋 他：がん患者の筋・筋膜性疼痛に対するトリガーポイント療法の有用性．ペインクリニック 31(2)：195-203, 2010
〔エビデンスレベルⅣ〕

24 Shah JP et al：Myofascial trigger points then and now：A historical and scientific perspective. PM R 7(7)：746-761, 2015
〔エビデンスレベルⅠ〕

まとめ

● 平成 28 年の診療報酬改定で，「全身麻酔に神経ブロックを併せて行った場合は，神経ブロック併施加算として 45 点を所定点数に加算する」と通知されました．このこともあり，手術室で超音波ガイド下の末梢神経ブロック〔腕神経叢ブロック，transverse abdominal plane（TAP）ブロック，傍脊椎神経ブロックなど〕が積極的に施行されております．全身麻酔下では合併症に気づかない場合があります．常に何を目的にどの場所に穿刺し，どのような薬剤をどれほど注入したかを確認することが大切です．

● 神経ブロックは全身状態に及ぼす影響が少なく，確実な鎮痛効果が期待できるなど多くの利点をもっています．また痛みを軽減することで，種々の鎮痛薬の減量・中止，薬剤による副作用の改善，経済的負担の軽減をもたらすなど，患者の QOL 向上の一翼を担うことができます．痛みの治療に難渋したときは，安全確実な神経ブロックを思い出し，ぜひペインクリニシャンにご相談ください．

好評発売中

ここから学ぼう！
図解 医療統計
―本気で統計を始めたい人のための入門書―

監修…代田 浩之
著 …柳澤 尚武，西﨑 祐史

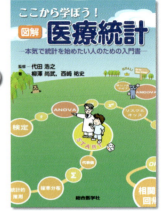

ISBN978-4-88378-638-1

A5判オールカラー／278頁
定価（本体2,800円＋税）

本書の特長

- 数式がわからなくても大丈夫！
  数学を復習しながら，統計学の基本を学べます！
- 医療統計の概念を理解するところから，独学で回帰分析までできるようになります！
- 統計ソフト不要，Excelでできます！
- これから統計を学びたい方はもちろん，統計を改めて学び直したい方にも最適です

「医療統計力」を鍛える！
事例で学べる数式なしのテキスト
（ほとんど）

近畿大学医学部附属病院臨床研究センター准教授
千葉 康敬●著

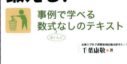

ISBN978-4-88378-889-7

A5判オールカラー／308頁
定価（本体2,800円＋税）

主要目次

1章	医学研究における『コントロール』	治療の『効果』を調べるために
2章	ランダム化研究	ランダム化すればOKなわけではない
3章	効果の指標	効果を測るものさしを考えてみよう
4章	統計的仮説検定	どこから違いがあると言えるの？
5章	信頼区間	その効果の指標，どれだけ信頼できるの？
6章	研究に必要なサンプルサイズ	何人集めて研究すればいいの？
7章	平均値の比較	平均値を計算すればいいってもんじゃない
8章	観察研究デザイン	どうやってデータを集めたかが大事
9章	『オッズ比』という指標	リスク差やリスク比じゃダメなの？
10章	交絡の問題	だから観察研究では因果関係が調べられない
11章	相関関係と回帰分析	相関関係があれば因果関係があるわけではない
12章	回帰分析による交絡の調整	これで観察研究でも因果関係が調べられる!?
13章	スクリーニング検査の評価	病気の診断について考えてみよう
14章	生存時間データの解析	『率』で評価するのは難しい
15章	『ハザード比』という指標	でもやっぱり『率』で評価したい
16章	治療不遵守の問題	治療『方針』の効果を調べる

総合医学社　〒101-0061　東京都千代田区神田三崎町1-1-4
TEL 03(3219)2920　FAX 03(3219)0410　http://www.sogo-igaku.co.jp

Ⅳ. 患者へのアプローチと ピットフォール

● 痛みに対するチームアプローチ（多職種によるアプローチ）
〜チーム医療の質を高める看護のカギ〜 302

● 痛みのマネジメントにおけるピットフォール（誤った鎮痛，誤解をまねいている痛みの管理）
〜看護師が痛い目に合わない痛みの管理を考える〜 309

● 痛みをもつ患者の日常生活援助
〜術前オリエンテーションで痛みを予防できる !? 〜 316

Ⅳ. 患者へのアプローチとピットフォール

痛みに対するチームアプローチ（多職種によるアプローチ）
～チーム医療の質を高める看護のカギ～

聖マリアンナ医科大学横浜市西部病院
チーム医療推進室（副師長，NST専門療法士，集中ケア認定看護師） 川畑亜加里

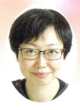

エビデンス & 臨床知

エビデンス
- ☑ 多職種によるチームをつくり多面的に取り組む．
- ☑ 多職種チームメンバーが教育を受けることで痛みの緩和，患者満足度が改善する．

臨床知
- ☑ いち専門職種ができることの限界と，他の職種のできることを知っていることは医療の質を高める．
- ☑ チームメンバーは，明確な役割と責任を明確にし，各職種の限界を知り，互いを尊重するとチームの効果が高くなる．
- ☑ 患者のねがいに寄り添うだけではなく，トータルペインについてアセスメントし多職種につなぐ．

はじめに

- 痛みというと，がん性痛や終末期看護をイメージする方もいるのではないでしょうか．国際疼痛学会は，痛みを「実際に何らかの組織損傷が起こったとき，または組織損傷が起きる可能性があるときに生じる不快な感覚や不快な情動体験」[1]と示しています．痛みとはがん性痛だけではなく，人工呼吸器装着中に感じるチューブの違和感や，日常生活を制限されることによる苦痛なども含まれます．痛みは，医療者が患者の状況を客観的にみて「痛くない」と考えても，患者自身が「痛い」と認識すれば痛みがあるため，何らかの介入が必要になります．

- 皆さんは，患者が認知した痛みに対する看護カンファレンスが行き詰まった経験はありませんか．厚生労働省のチーム医療の推進に関する検討会の報告書では，チーム医療とは「医療に従事する多種多様な医療スタッフがおのおのの高い専門性を前提に，目的と情報を共有し業務を分担しつつも互いに連携・補完しあい，患者の状況に的確に対応した医療を提供すること」[2]と示していま

[1] 国際疼痛学会（IASP）ホームページ「IASP Terminology」
https://www.iasp-pain.org/terminology?navItemNumber=576#Pain
（2019.6.19 参照）

[2] 厚生労働省ホームページ「チーム医療の推進について（チーム医療の推進に関する検討会 報告書）平成22年3月19日」
https://www.mhlw.go.jp/shingi/2010/03/dl/s0319-9a.pdf（2019.6.19 参照）

著者プロフィール（川畑亜加里）
茅ヶ崎看護福祉専門学校卒業後，湘南東部総合病院勤務，2005年から聖マリアンナ医科大学横浜市西部病院に勤務
2010年 NST 専門療法士，2017年 集中ケア認定看護師を取得．NST 専従看護師をしています

す．このことからも，要因が複雑で主観的な痛みに対して，看護師だけではなく各専門職と連携して補い合うことが，患者の痛みを解決するカギになるかもしれません．本項では，痛みに対するチームアプローチについて考えるなかで，チーム医療において看護師は何をするべきか皆さんと考えたいと思います．

痛みに対するチームアプローチは有効か

エビデンス 1
多職種によるチームをつくり多面的に取り組む

治療の効果を得るために，プロトコルを導入して実践することが有用[3][4]です．プロトコルの運用については，多職種によるチームをつくり，スタッフへの教育・啓蒙・環境調整，患者の病状評価やプロトコルの運用状況などについて，さまざまな角度から取り組むこと[5]が推奨（1C）されています．

エビデンス 2
多職種チームメンバーが教育を受けることで痛みの緩和，患者満足度が改善する

アメリカ麻酔学会の周術期における急性疼痛管理のための診療ガイドラインでは，医療提供する多職種チームメンバーの教育プログラムを推奨しています[6]．教育内容は，基本的なベッドサイドペインアセスメントから鎮痛薬管理などの疼痛管理技術およびリラクセーションを含めた非薬理学的技術です．最適な疼痛管理のためには，継続的教育や新人指導，治療アプローチが変更されるときに必要です．

[3] Martin CM et al：Multicentre, cluster-randomized clinical trial of algorithms for critical-care enteral and parenteral therapy（ACCEPT）. CMAJ 20：197-204, 2004

[4] De Jonghe B et al：Sedation algorithm in critically ill patients without acute brain injury. Crit Care Med 33：120-7, 2005
（エビデンスレベルⅤ）

[5] 日本集中治療医学会 J-PAD ガイドライン作成委員会：日本版・集中治療室における成人重症患者に対する痛み・不穏・せん妄管理のための臨床ガイドライン．日集中医誌 21：539-79, 2014
※1C＝強い推奨，低いエビデンス

[6] Apfelbaum JL et al：Practice guidelines for acute pain management in the perioperative setting：an updated report by the American Society of Anesthesiologists Task Force on Acute Pain Management. Anesthesiology 116：248-73, 2012
※エビデンスレベルⅤの文献に基づいた推奨

多職種チームメンバーが注意すべきこと

多職種チームの構成

● 多職種チームのメンバーには，医師，看護師，薬剤師，管理栄養士，リハビリテーションスタッフ，MSW などさまざまな医療職種と，患者，患者の家族が含まれます 図1 [7]．痛みに対するチームアプローチのメンバーが多職種である理由の一つとして，患者が抱える不安や恐怖が多岐にわたっているということがあります 表1 [8]．痛みにはトータルペインが含まれるため，不安の要因である経済的な問題，身体機能などは，MSW やリハビリテーショ

[7] 谷口英喜：DREAM 達成のために"周術期管理チーム"を立ち上げてみよう．"術後回復を促進させる周術期実践マニュアル" 谷口英喜 編．日本医療企画, pp22-61, 2017

[8] Jawaid M et al：Preoperative anxiety before elective surgery. Neurosciences 12：145-8, 2007

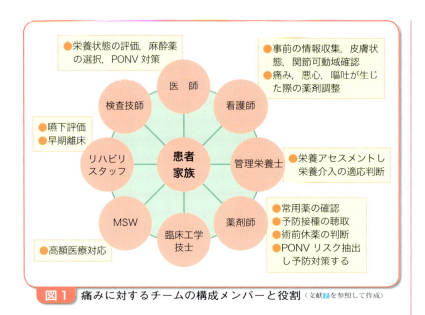

図1 痛みに対するチームの構成メンバーと役割（文献7を参照して作成）

表1 術前患者がもつ不安や恐怖

項　目	(%)
家族・家庭に関する心配	89.6
合併症に関する不安・恐怖	87.0
手術の結果・予後	82.4
術後痛	78.8
身体的な障害	75.1
経済的な損失	65.8
手術待ちの期間	53.9
自分の生命	53.4
医療ミス	51.8
環境の変化	50.8
絶飲食	50.3
輸血	46.6
見えないものへの不安	44.6
点滴やカテーテル挿入	41.1
術後覚醒	38.3

（文献8より引用，和訳）

ンスタッフからの介入が不可欠です．

- 痛みの緩和を効率よく図るためには，コミュニケーション，情報の共有化，チームマネジメントの視点が大切で，効率的な医療サービスを提供するためには情報の共有，業務の標準化が必要です．さらにチームアプローチの質を向上するためには，互いに他の職種を尊重し，明確な目標に向かってそれぞれの視点から評価し，専門的技術を効率よく提供することが重要です．

臨床知 1　いち専門職種ができることの限界と，他の職種のできることを知っていることは医療の質を高める

痛みの要因は複雑であり，単に鎮痛薬を調整すればよいわけではなく，患者が認知している痛みに対して，要因がなんであるのか，おのおの専門職としてアセスメントする必要があります．

たとえば，脳卒中後の患者が「食欲不振があり，つらい」と訴えた場合，おのおのの専門職は食欲不振をどう考えるでしょうか．次の 表2 をご覧ください．

表2　それぞれの専門職が考える食欲不振やつらさの原因（例）
- リハビリテーションスタッフ：嚥下機能障害，麻痺などの機能障害，注意障害・半側空間無視などの高次脳機能障害
- 管理栄養士：不適切な食事形態，低ナトリウム血症による倦怠感
- 薬剤師：血圧コントロールが不十分，術後合併症による頭痛
- 看護師：ボディイメージの変調による精神的不安

以上のように，職種により食欲不振についてアセスメントする項目が異なりますから，一職種では患者の苦痛がすみやかに改善されない可能性があります．日常生活を支援する看護師だからこそ，患者が苦痛なくその人らしく生活を送るために，おのおの職種の特性を知り必要な職種につなげる必要があります．

臨床知 2　チームメンバーは，役割と責任を明確にし，各職種の限界を知り，互いを尊重するとチームの効果が高くなる

多職種は職種が異なることはもちろんのこと，職場環境や業務内容，職員人数などの違いがあり職場文化が異なるため，協働するうえで意見が対立することもあります．これらのような異なる要素は，多職種メンバーにとって協働しようという意欲について動機づけをもたらすことと，抑止することの両方が存在します 図2 [9]．看護師間では日常的に使用している用語を他の職種は使用していない場合があります．たとえば，看護師が使っている「デクビ」はドイツ語のDecubitus，褥瘡のことですが，看護記録に"デクビの痛みがあり車いすに5分以上持続した乗車ができない"とあったとして，他の医療者は，"足首のミスタッチかな？"大げさかもしれませんが，そう思うかもしれませんね．共通用語

[9] Hamric AB：コラボレーション．"高度実践看護─統合的アプローチ" Hamrick AB 他著，中村美鈴 監訳．へるす出版，pp299-329, 2017

を使用しないことによるエラーは，多職種協働を妨げる可能性があります．チームの成果をあげるために，効果的なチームダイナミクスの要素 表3 [10] を意識することも大切で，チームメンバーとコミュニケーションがうまくいかないときは，3つの要素で振り返ることで互いの問題点と課題を明確にすることができます．

[10] American Heart Association：効果的なチームダイナミクスの要素．"BLSプロバイダーマニュアル AHAガイドライン2015準拠"．シナジー，pp42-4, 2016

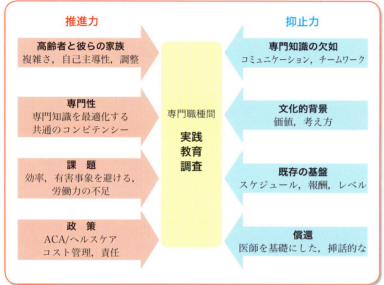

図2 専門職種間の実践，教育，調査のための推進力と抑止力
（文献[9]を参照して作成）

表3 効果的なチームダイナミクスの要素

蘇生処置における役割	何を伝えるべきか	どのように伝えるべきか
明確な役割と責任 自分の限界を知る 建設的な介入	知識の共有 要約と再評価	クローズドループ コミュニケーション 明確なメッセージ 相互尊重

（文献[10]を参照して作成）

多職種チームの質を高めるカギ

多職種チームのエラーはコミュニケーションスキルで回避

● 医療を提供するときに，知識や技術は明確な線引きはできずそれぞれの職種が互いに重なりあっていますので，チームとして介入するときに，「あのメンバーがやっておいてくれるだろう」という誤った認識からエラーが起こることもあります．とくに，日本人は「あうんの呼吸」や「行間を読む」というような"言葉には表されないコミュニケーション"が成立するため，安全に有効な医療を提供するために，コミュニケーションのスキルとして

SBAR[①]を活用するのもよいでしょう.

> ① SBAR：
> 相手にわかりやすく情報を伝える方法.
> 状況：situation，背景：background，
> アセスメント：assessment，提案：
> recommendation で構成されている.

チーム医療の質を高めるカギは看護記録かもしれない

● 痛みは全人的苦痛があるため，患者の意向，認識，心理・社会状況，価値・信念が影響しています. 日本看護協会は，看護の目的を「看護は，あらゆる年代の個人，家族，集団，地域社会を対象とし，対象が本来もつ自然治癒力を発揮しやすい環境を整え，健康の保持増進，疾病の予防，健康の回復，苦痛の緩和を行い，生涯を通して，その人らしく生を全うすることができるよう身体的・精神的・社会的に支援すること」としています[11]. 看護師はどの職種よりも，患者がどのように生きていきたいのかという意向を知る努力を行い，他の職種に患者の意向をつなげなければなりません.『看護業務基準』には，「看護実践の一連の過程を記録する」[12]とあり，看護実践を証明するために看護記録を行わなければなりません. チーム医療において，多くの医療の最終実施者は看護師ですから，看護記録はチームの活動を評価するために重要な情報ですので，多職種チームの効果を高めるために看護記録を使って情報共有しましょう.

> [11] 手島 恵：看護〈概念的定義〉〈歴史的変遷〉〈社会的文脈〉. "看護者の基本的責務 2018 年版　定義・概念／基本法／倫理" 手島 恵 監. 日本看護協会出版会，pp4-7, 2018

> [12] 日本看護協会「看護業務基準 2016年改訂版」
> https://www.nurse.or.jp/nursing/practice/kijyun/pdf/kijyun2016.pdf
> （2019.6.19 参照）

> **臨床知 3**
>
> **患者のねがいに寄り添うだけではなく，トータルペインについてアセスメントし多職種につなぐ**
>
> たとえば鎮痛コントロールを実施している患者が痛みによりくり返しナースコールを押し「不安だからそばにいてください」と話すことに対して，「くり返しナースコール……本当に痛いのだろうか？　ほかの患者のケアもあるのにそばにいなければならいのか？」と感じながら患者のそばにいるのではなく，真の痛みの要因について多角的にアセスメントすることが必要です. この例では，①身体的に体を自由に動かせない苦痛や，臓器の痛みと鎮痛薬の効果，②心理的に不適切な鎮痛コントロールの体験，③社会・文化的に家族内の自身の存在価値のゆらぎ，④スピリチュアル的に死への恐怖に関する苦痛を含めたトータルペインである 4 つの苦痛についてアセスメントし，患者にとっての真の苦痛をチームメンバーへつなげることが看護の役割の一つだと考えます.

多職種によるアプローチは看護の質を向上させるカギ

● 多職種チームの効果的なチームワークとコミュニケーションは，看護および患者ケアの質を向上させるカギとなります[13]. 看護理論家のベナーは，看護は最適な治療を提供するための医療チーム

> [13] Baik D et al：Clinical nurses' experiences and perceptions after the implementation of an interprofessional team intervention：A qualitative study. J Clin Nurs 28：430-43, 2018

をつくり維持する能力を有し，チームとして取り組むことは患者に効果的な治療を提供するためにも，チームメンバー同士の意欲を維持するためにも重要であり，看護の機能を有効にするためにもチームは不可欠だ[14]と著書に示しています．

- 多職種チームでは，目標を共有し，さまざまな視点からのアセスメントすることで，看護自体の役割や機能を考える機会となり，自身の看護活動を再確認することや，新たな能力に気がつくことを体験します．この体験は，それ以降の看護実践において役割意識や効果を高めることにつながっています．

[14] Patricia Benner：組織能力と役割遂行能力．"ベナー看護論 新訳版 初心者から達人へ"井部俊子 監訳．医学書院，pp127-40, 2005

まとめ

- トータルペインの要因は多岐にわたるため，教育を受けた多職種チームでアプローチすることを提案します．互いの専門性を理解し尊重することは，チームアプローチの効果を高めます．看護師が患者，家族が抱えている真の苦痛を分析してチームメンバーにつなげることが，多職種チームの質を高めるカギだと考えます．

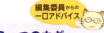

◆もう一つのカギ

多職種チームはそれぞれが専門領域の専門家です．ゆえに，それぞれがそれぞれの仕事の内容を理解し尊重しつつも，お互いに客観的評価をしあう，つまり良い意味での牽制をすることが重要です．

Ⅳ. 患者へのアプローチとピットフォール

痛みのマネジメントにおけるピットフォール（誤った鎮痛，誤解をまねいている痛みの管理）
～看護師が痛い目に合わない痛みの管理を考える～

地方独立行政法人那覇市立病院（看護師）
上門 大介（うえじょうだいすけ）

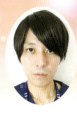

エビデンス＆臨床知

エビデンス
- ☑ ICUでは，安静時や通常ケアにおいても患者は日常的に「痛み」を感じている．
- ☑ 患者アウトカムを改善するため，ガイドラインに沿ったプロトコルを各施設で作成し遵守することを推奨する．

臨床知
- ☑ "痛みの自己申告"を見つけるためには，日頃の観察や家族からの情報も重要である．
- ☑ "痛み"は画一的にとらえるのではなく，そのメカニズムやその他の症状とともに複合的に介入する．

はじめに

- 私たちが関わる患者さんは，何らかの"痛み"をともなっていることが多いと思います．"頭痛"，"胸痛"，"腹痛"，"心の痛み"など，その発生源は器質的なものから心因的なものまでさまざまです．
- これら"痛み"のマネジメントも私たち看護師の大事な役割の一つです．
- そこで今回，どうすれば痛みのマネジメントにおける"落とし穴"に落ちずに正しく管理できるのか，筆者の経験もまじえながら皆さんと考えていきたいと思います．

痛みの自己申告とは

- 皆さんは頭痛や腹痛などの痛みがあるとき，他の誰かへどのように伝えていますか．多くの人が「頭が痛い」，「お腹が痛い」と言語的に伝えることが多いのではないでしょうか．
- 痛みとは個人が主観的に感じるものであり，それを感じているも

著者プロフィール（上門大介）
2011年 北部地区医師会北部看護学校 卒業，同年 地方独立行政法人那覇市立病院 入職．
今回依頼いただいた執筆を通し，改めてガイドラインや文献を見直すと以前読んだ時とは違う発見がありました．私も含め，読者の方々が読む時々で得るものに変化が出ればいいなぁと思っています．

- のが申告して初めて存在することになります.
- では，話すことができない条件下ではどうでしょうか.
- ここで一度，話すことができない患者をイメージしてみてください.
- たとえば意識障害や失語症，気管挿管がされているなど，さまざまな疾病や機能障害，医療処置が行われている状況を思い浮かべることが多いと思います.

エビデンス 1

ICU 患者の痛みの発現

ここで注目したいのは，話すことができないうえに痛みを常に抱えている，または抱える可能性のある重症な病態かつ侵襲的な医療処置を行っている患者です.

このような重症患者の多くは集中治療室（ICU）で治療を受けていることが多いと思います. そして ICU で治療を受けている患者は安静時や通常のケアにおいても"痛み"を感じているといわれています[1].

[1] 日本集中治療医学会 J-PAD ガイドライン作成委員会：日本版・集中治療室における成人重症患者に対する痛み・不穏・せん妄管理のための臨床ガイドライン. 日集中医誌 21：539-579, 2014
※中等度のエビデンス

- では，そのような状況におかれた患者は，どのように痛みを表現するのでしょうか.

【事例1】A さん　70 代男性

診断名：細菌性肺炎

経過：A さんは気管挿管，人工呼吸管理を行っていました. 意思の疎通にはムラがあり，こちらの質問に対して頷きで返答できるときもあれば，まったく返答できないときもありました. そのため危険行為はみられていなかったのですが，気管挿管チューブの自己抜管予防として上肢の身体抑制が行われていました.

あるとき Behavioral Pain Scale（BPS 表1）6 点以上が続くことがありました. そのため気管挿管チューブの痛みがあると判断し，持続で投与していたフェンタニルを徐々に増量しました. しかし，医師指示書の投与上限量まで増量しても BPS の点数は下がることはありませんでした. 不思議に思い，担当看護師が身体抑制を解いてみると身体を掻きはじめました.

---

[2] Payen JF et al：Assessing pain in critically ill sedated patients by using a behavioral pain scale. Crit Care Med 29(12)：2258-63, 2001

- ここで注意しなければいけないことは"言語的な訴えができる・できない"が"自己申告ができる・できない"ではないということです.
- 「客観的評価スケールでは"痛みがある"という結果になっていても，実際は違う原因でスケールが上昇していた」という経験は誰しもあるのではないでしょうか.

表1 BPS (Behavioral Pain Scale)

項　目	説　明	スコア
表　情	穏やかな	1
	一部硬い（たとえば，まゆが下がっている）	2
	全く硬い（たとえば，まぶたを閉じている）	3
	しかめ面	4
上　肢	全く曲げない	1
	一部曲げている	2
	指を曲げて完全に曲げている	3
	ずっと引っ込めている	4
呼吸器との同調性	同調している	1
	時に咳嗽，大部分は呼吸器に同調している	2
	呼吸器とファイティング	3
	呼吸器の調整がきかない	4

（文献1,2を参照して作成）

臨床知 1　痛みの自己申告を把握するには

上記のような誤解を避けるためには，患者自身に自覚症状を自己申告してもらうことが何より有用です．自己申告の方法はいくつもあり，患者個々に合った申告方法を探すこともとても重要です．そのためには患者のベッドサイドに立ち安全性を確保したうえで抑制帯を外して意図的な動作を観察することも痛みの評価として有用なことがあります．
また家族や身近な方から普段の習慣，癖，ニーズに関する独自の訴え方などの情報も，ときに患者の訴えを引き出す場合があります．

- これらさまざまな手段を駆使しても患者が自己申告できない，または明確ではない場合に，客観的評価スケールが用いられます．
- このように普段の情報から患者の訴えを引き出すことが"痛みのマネジメント"の第一歩になります．

"痛み＝鎮痛薬の使用"でよいのか

- 痛みは細動脈血管収縮による組織灌流不全や，異化作用の亢進，好中球の貪食活動の低下などさまざまな弊害をひき起こします．そのため，患者の痛みを取り除くことはとても重要なことです．
- おもに痛みを取り除く方法は，鎮痛薬の使用が多いと思います．
- 実際私の施設でも"疼痛時"と書かれた医師の指示書に"アセト

アミノフェン○g またはロキソプロフェンナトリウム○g 内服”としか書かれていない場合も多く見受けられます．この指示書からは「患者が何らかの痛みがある場合，鎮痛薬を使用して痛みを取り除いてください」という医師の考えを読み取ることができます．

● 前述したとおり，痛みはさまざまな弊害を患者にひき起こすため，積極的に取り除くことは非常に大切なことです．

● しかし，「痛みを発見したらただちに鎮痛薬を使用する」だけで本当によいのでしょうか．

【事例2】Bさん　60代女性

診断名：膵頭部癌

術式：膵頭十二指腸切除術

経過：術後より痛みのコントロールが上手くいっておらず，連日アセトアミノフェンとトラマドールの静脈注射を行っていました．

その日もいつものように痛みの訴えがあったため，アセトアミノフェンを使用しました．すると血圧の低下と頻拍，意識障害，尿量が減少し，循環障害を呈してしまいました．改めて観察すると，ウィンスロー孔ドレーンから便の色調をした廃液が多量にドレナージされていました．

すぐに主治医へ報告し，緊急でCT検査を行ったところ，腸管穿孔が発覚しました．

● 今回の事例では痛みのアセスメントをせず，"痛み＝鎮痛薬の使用"を安易に行ったことで術後の合併症の発症を予期できなかった場面でした．

● たしかに痛みがあると判断された場合，除痛することはとても大切なことですが，たとえば急性心筋梗塞で胸痛が起こっている場合や，今回の事例のように術後合併症が示唆される場合には，原疾患の早期発見，早期治療がもっとも重要となります．そこをアセスメントせず画一的に"痛み＝鎮痛薬の使用"では，患者の全身状態の悪化を見逃し，治療の遅れにつながる危険性があることも十分理解しておく必要があります．

● 患者の痛みが発覚または推察された場合，まずは痛みの発生機序を考え，緊急的な治療や処置が必要な状況ではないか評価したうえで鎮痛薬の使用を検討する必要があります．

非オピオイド鎮痛薬→オピオイド鎮痛薬なのか

● 鎮痛薬の学習をする際によく出てくるのは，"三段階除痛ラダー" 図1 [3] ではないでしょうか．

● これはWHO方式がん疼痛治療法における一部分であり，"鎮痛薬の使用法"，"鎮痛薬使用の5原則"からなっています．

● 三段階除痛ラダーは一見，非オピオイド鎮痛薬→弱オピオイド鎮

[3] WHO 編："がんの痛みからの解放 第2版"．金原出版，1996

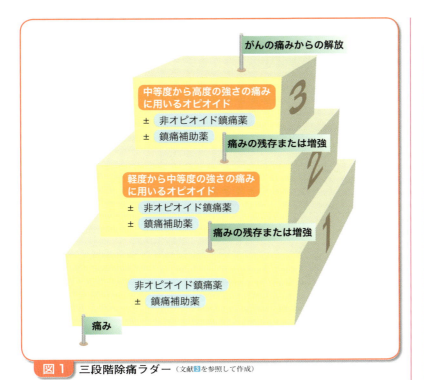

図1 三段階除痛ラダー（文献3を参照して作成）

痛薬→強オピオイド鎮痛薬のように鎮痛薬を切り替えていくようなイメージを受けがちです．実際，術後の患者にアセトアミノフェンが効かないからフェンタニルに処方を変更し，以降フェンタニルの調整だけで痛みのコントロールを行っている場面をよく目にします．

- しかしWHO方式がん疼痛治療法では"オピオイド使用時も，非オピオイド鎮痛薬を併用すること，さらに必要に応じて鎮痛補助薬を併用すること"が重要と謳われています．
- また，日本緩和医学会の『がん疼痛の薬物療法に関するガイドライン』でも"非オピオイド鎮痛薬で十分な鎮痛効果が得られない患者の痛みに対してオピオイドを開始するときには，非オピオイド鎮痛薬と併用する"（弱い推奨）としています[4]．
- つまりがん疼痛の鎮痛のベースには非オピオイド鎮痛薬があり，痛みの強度に応じてオピオイドを追加していくという手法が治療法になります．
- がんとは異なる重症患者の場合，2014年に日本集中治療医学会J-PADガイドライン作成委員会から出された『日本版・集中治療室における成人重症患者に対する痛み・不穏・せん妄管理のための臨床ガイドライン（以下：J-PADガイドライン）』では，「どのような薬物が成人ICU患者の痛み緩和のために投与されるべきか？」というクリニカルクエスチョンに対し，①ICU患者の痛みを治療するためには，静注オピオイドを第一選択薬とすることを推奨する（低い推奨），②静注オピオイドの必要量を減少もしくはなくすために，またオピオイド関連の副作用を減少させる

◆ 声に出せない痛みを知る

痛みを申告できない患者の痛みを知ることは，たいへん難しいことです．たとえば気管挿管されている患者の痛みの訴えはわかりにくいことが多いのではないでしょうか．このような患者の痛みは，CPOTやBPSなどの客観的なスケールを活用することになります．そしてスケールに沿って鎮痛薬を使用します．しかし，スケールに沿った鎮痛薬の使用も大切ですが，鎮痛薬ありきではないコンフォートケアとしてマッサージや音楽など，リラクセーションを取り入れたケアをときには活用することも看護としては大切かもしれません．

---

[4] 特定非営利活動法人 日本緩和医療学会 緩和医療ガイドライン委員会 編：がん疼痛の薬物療法に関するガイドライン 2014年版
https://www.jspm.ne.jp/guidelines/pain/2014/pdf/pain2014.pdf
（2019.6.10 参照）

ためにも，非オピオイド性鎮痛薬の使用を考慮してもよい（低い推奨）としています[1].

● この場合がん疼痛の三段階除痛ラダーとは逆の印象を受けますが，どちらにせよ「非オピオイド鎮痛薬では効果がいまいちだから今度はオピオイドにしよう」，「オピオイドは副作用がこわいから，患者さんは痛がっているけど安全のために非オピオイド鎮痛薬だけにしよう」というどちらかの選択を強いているわけではないということです．

● より効果的で副作用も最小限になるよう，非オピオイド鎮痛薬とオピオイド，ときには鎮痛補助薬も組み合わせることが鎮痛薬の選択には重要になります．

介入後の一方的な評価を避けるには

● 患者から痛みの自己申告がある，または客観的スケールで痛みが示唆され除痛を試みた後も，痛みのマネジメントは終わりません．

● ときに私たち医療提供者は「鎮痛薬を使用したのだから，使用前

表2 PADケアバンドル

	痛 み	不 穏	せん妄
評価	各勤務帯ごと4回以上＋随時 評価ツール ● NRS ● BPS ● CPOT 疼痛大：NRS≧4，BPS＞5， 　　　　CPOT≧3	各勤務帯ごと4回以上＋随時 評価ツール ● RASS ● SAS ● 脳機能モニタ（筋弛緩薬中） 評価 ● 不穏：RASS＋1～＋4，SAS 5～7 ● 覚醒（安静）：RASS 0，SAS 4 ● 浅い鎮静：RASS −1～−2，SAS 3 ● 深い鎮静： 　　RASS −3～−5，SAS 1～2	各勤務帯ごと＋随時 評価ツール ● CAM-ICU ● ICDSC せん妄あり ● CAM-ICU陽性 ● ICDSC≧4
治療	30分以内に治療し再評価 ● 非薬物治療とリラクセーション ● 薬物治療 ーオピオイド静注＋/−非オピオイ 　ド鎮痛薬（非神経因性疼痛） ーガバペンチン or カルバマゼピン 　＋/−オピオイド（神経因性疼痛） ー硬膜外鎮痛（胸部外傷・腹部術後）	目標鎮静レベル or 毎日の鎮静中止（不 穏なく従命OK）： RASS −2～0，SAS 3～4 ● 鎮静浅い：痛み評価・治療→鎮静薬（ベ ンゾジアゼピン以外，アルコール依 存ではベンゾ考慮） ● 鎮静深い：適正レベルまで鎮静薬中 断，再開は50％量より	● 適宜鎮痛 ● 患者へのオリエンテーション 　（眼鏡や補聴器を） ● 薬物治療 ーベンゾジアゼピン薬を避ける ーリバスチグミンを避ける ーQT延長リスクあれば抗精神 　病薬を避ける
予防	● 処置前に鎮痛＋/−非薬物治療 ● 鎮痛優先（その後鎮静）	● 毎日SBT，早期離床と運動（適切な 鎮静レベル，禁忌なし）	● せん妄リスク（認知症，高血 圧，アルコール依存，重症度，昏 睡，ベンゾジアゼピン投与中） ● ベンゾジアゼピンを避ける ● 早期離床と運動療法 ● 睡眠コントロール ● 向精神薬の再投与

（文献[1][5]を参照して作成）

- よりは痛みは取り除かれているはずだ」と先入観をもつことがあると思います.
- しかし患者が痛みの自己申告をしている間だけでなく，たとえ客観的スケールが基準に満たなかったとしても痛みを完全に否定することなく，注意深い観察と評価が必要となります.
- 除痛の評価も可能なかぎり患者にかかわるすべての医療職者が共通認識できるスケールを用いて行います.
- また J-PAD ガイドラインの PAD ケアバンドル 表2 [5]，痛みの評価項目では"各勤務帯ごと 4 回以上＋随時"と具体的な評価回数まで示されています[1].
- あくまで PAD ケアバンドルの期待できる効果は部分的に遂行されても得られるものではないですが，痛みの評価をどれくらいのペースで行う必要があるのかという問いに対しては，現段階の答えではないかと私は考えています.

[5] Barr J et al：Clinical practice guidelines for the management of pain, agitation, and delirium in adult patients in the intensive care unit. Crit Care Med 41(1)：263-306, 2013

"ピットフォール"を避けるための痛みのマネジメントとは

エビデンス 2

"患者中心"の痛みのマネジメント

J-PAD ガイドラインでは"患者管理で重要なのは，医療者側の思い込みではなく，患者自身の訴えである．そのためには患者と密接にコミュニケーションをとり，痛みや不安をきめ細かく評価することが必要であり，このことが，「患者中心 (patient centered)」という考え方につながる"としています[1].
その"患者中心"の痛みのマネジメントを行うためには，ガイドラインに沿った自施設のプロトコル作成と遵守が有用だと考えられます.

※中等度のエビデンス，強い推奨.

- しかし，残念なことに私の施設でも痛みに関するプロトコルは作成できておらず，妥当性の証明されている評価ツールを用いて痛みの評価を行っている施設も多くはないと思います．この問題に対し，多職種間で痛みに対するプロトコルを作成することが"ピットフォール"を避ける方法であり，痛みに対するマネジメントであると私は考えています.
- また痛みを独立してとらえるのではなく，前述の PAD ケアバンドルで示した通り"不穏"や"せん妄"などの症状も複合的に assess（評価），treat（治療），prevent（予防）することで，"ピットフォール"を避けるだけでなく，真の意味で患者中心の痛みのマネジメントを実現することにつながるのではないでしょうか.

Ⅳ. 患者へのアプローチとピットフォール

痛みをもつ患者の日常生活援助
～術前オリエンテーションで痛みを予防できる!?～

長浜赤十字病院 消化器外科病棟 つくだ みさと
（集中ケア認定看護師） **佃 美里**

エビデンス&臨床知

エビデンス

☑ 痛みが強いほど，不穏を発症するリスクが高まる.

☑ 患者にとって，予測と経験の間の食い違いが少ないほど，苦痛・苦悩が少ない.

☑ 術前後に痛みの少ない起き上がり方のオリエンテーションを行うことで，早期離床につながる.

臨床知

☑ 腹部の筋肉を使わずに起き上がれる方法で，痛みの増強を防ぐ.

☑ ゆっくり息を吸い，すばやく吐くように排痰すると，痛みが少ない.

☑ 創部痛がやわらぐ体位を工夫する.

☑ 硬膜外麻酔の刺入部を確認しよう.

はじめに

● ヘンダーソンは「看護婦の第一義的な責任は，患者が日常の生活パターンを保つのを助けることである」と述べています[1].

● 患者にとって，手術による侵襲的処置にともなう痛みは，食事をする，排泄，運動，清潔や安全を維持するなどの基本的なニードを不足させます. そのため，私たち看護師は，患者の日常生活を維持するために，痛みをできるかぎり除去し，ニードを満たし，その人らしい生活行動を保てるように援助する必要があります.

[1] ヴァージニア・ヘンダーソン："看護の基本となるもの"湯槇ます 他訳. 日本看護協会出版会, 1995

痛みとは⇒傷だけが痛みではなく，心の痛みも同じ痛み

● 国際疼痛学会の用語委員会は，痛みを「組織の実質的あるいは潜在的な傷害に結びつくか，このような傷害を表す言葉を使って述べられる不快な感覚，情動体験」と定義しています. 組織が傷害されたときに生じる感覚,情動体験はまぎれもない痛みであるが，

著者プロフィール（佃 美里）

2004 年 国立循環器病センター入職. NCU，心臓内科病棟勤務後，2007 年より長浜赤十字病院勤務. 救急病棟，外科，循環器病棟を経て現職

2010 年 3 学会合同呼吸療法認定士，2014 年 集中ケア認定看護師取得

身体のどこにも原因が見当たらない感覚，情動体験であっても，これを痛みとみとめ，患者の苦しみに理解を示すべきであると述べています．

- 日々のケアのなかで，「本当に痛がっているの？」「あの患者は痛みの閾値が低いな」などと思ってしまうことはないですか？　術後の痛みは，術式や侵襲の大きさによっても異なりますが，患者によってもその感じ方はさまざまです．しかし，患者が痛いと訴えたならそれは痛みなのです．

疼痛管理の必要性⇒早期離床のため

- 痛みが適切に緩和されないと，不快な感情を取り除くことができないだけでなく，術後の回復に支障をきたす場合があります．
- 強い痛みが生じると，交感神経が興奮し，血管収縮や筋緊張が増大し，血圧の上昇や頻脈により，心筋酸素需要が増加します．その一方では，冠動脈が収縮して心筋酸素供給が低下し，心不全や不整脈などの循環器合併症が増悪する原因となります．そしてこれらの循環動態の変動は，早期離床の妨げになります．
- 痛みによって咳嗽ができずに喀痰の排出が不十分となり，また深い呼吸ができなければ，肺炎や無気肺などの呼吸器合併症を発症することがあります．
- さらにストレス反応によって血液の凝固能が亢進し，冠動脈の狭窄を助長するうえ，離床が進まなければ深部静脈血栓症発症のリスクにもつながります．
- 離床の遅れは腸管の蠕動運動低下をもたらし，麻痺性イレウスの発症リスクを高めます．

エビデンス1

痛みは不穏のリスク

図1 は痛みと不穏の関係をみた研究結果です[2]．痛みが強い群ほど不穏患者も多くなると示されています．このことから，精神面においては，せん妄の原因となるだけでなく，痛み自体が睡眠障害や恐怖心，不安の原因となり活動意欲の低下やうつ病の原因となることがあります．せん妄が出現すると，患者の協力を得ることが困難となり，行動制限や鎮静薬の投与を余儀なくされ，離床が進まないという悪循環が生まれます．

[2] Chanques G et al：Impact of systematic evaluation of pain and agitation in an intensive care unit. Crit Care Med 34(6)：1691-9, 2006

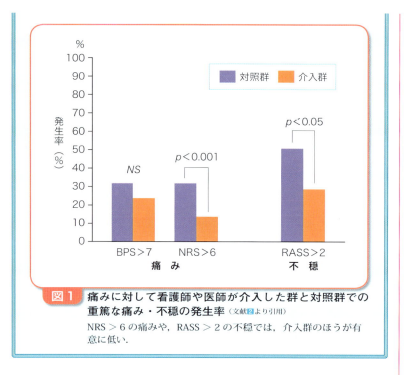

図1 痛みに対して看護師や医師が介入した群と対照群での重篤な痛み・不穏の発生率（文献2より引用）
NRS＞6の痛みや，RASS＞2の不穏では，介入群のほうが有意に低い．

痛みの原因

● 痛みの原因は創部痛のこともあれば，術後合併症である出血や縫合不全，腸閉塞，腹膜炎などの徴候かもしれません．そのため，患者の痛みに早く気づき，評価し，適切な痛みのコントロールを行う必要があります．

離床を進めるためには⇒術前オリエンテーションの必要性

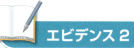

エビデンス2

術前オリエンテーションの重要性

小島は「患者にとって，予測と経験の間の食い違いが少ないほど，苦痛・苦悩が少ないことが実証されている」と述べています[3]．そのため，術前オリエンテーションでよりリアルな予測ができることが重要です．また，斎藤らの研究では，術前後に痛みの少ない起き上がり方のオリエンテーションを行ったことで，早期離床が図れたという結果が報告されています[4]．

[3] 小島操子：手術患者の心理と支援．看護MOOK 10：19-23，1984

[4] 斎藤玲子：痛みの少ない起き上がり方のオリエンテーションの有効性．益田赤十字病院誌 2：101-2，2004

● そのため，当院では，術前オリエンテーションにて，痛みは我慢しなくてもよいことを説明します．痛みが理由で術後に動かないでいると，別の合併症をまねく危険があるため，積極的に痛み止

めの薬の力を借りてでも離床することが必要であることを伝えます．また，どんなときに痛みが生じるかを説明し，痛みに対する予防策を練習します．痛みが起こりにくい身体の起こし方や，排痰方法など，痛みが生じやすい場面での対処方法も説明しています．
- さらには，患者の性格や痛みに対する経験，術前の不安や恐怖などは術後痛に影響するため，しっかり把握する必要があります．

臨床知1

起き上がりのコツ
まずは側臥位となり，足を下ろしながらベッドをギャッチアップします．そしてベッド柵を押すようにして腕の力で体を起こすと，腹部の筋肉を使わずに済むので，痛みが生じにくくなります 図2．

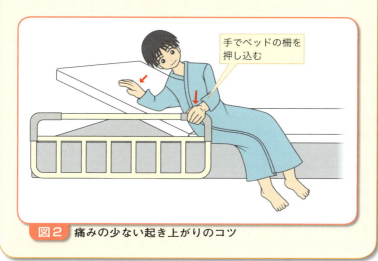

図2 痛みの少ない起き上がりのコツ

臨床知2

排痰のコツ
お腹をしっかり押さえながらゆっくり息を吸い，すばやく息を吐くイメージで排痰すると痛みが軽減します．

臨床知3

体位のコツ
創部痛は，腹圧によって増強されるため，膝の屈曲や上半身の挙上，セミファウラー位や安楽枕の使用などで創部痛がやわらぐ体位を工夫します．

- 術前から，術後のスケジュールを説明し，早期離床によってさまざまな効果が得られることを説明し，翌日には起き上がりから始め，歩行が可能なことをイメージしてもらい協力を得ましょう．

痛みの評価

- オリエンテーションでは，痛みの評価スケール 図3 を患者に説明し，どのくらいの痛みであるか患者に答えていただけるようにしています．
- 術前から痛みの訴え方やその種類の表現方法を患者にしっかり把握してもらい，患者と看護師が共通理解できるように準備しましょう．
- また，患者の表情やしぐさからも痛みを評価します．
- 手術を受けた患者は，創部に発生する体性痛，手術操作を受けた臓器に生じる内臓痛が混在しています．そのためバイタルサインやドレーン排液の量・性状などの症状も観察する必要があります．痛みは不安を増強させます．鎮痛薬の投与とともに，愛護的なケアと共感的な態度で接することでの不安の軽減にも努めましょう．

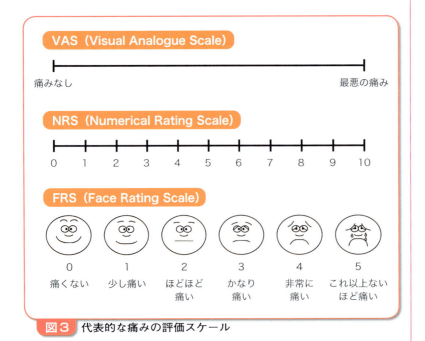

図3 代表的な痛みの評価スケール

適切な鎮痛薬を投与しよう

- 鎮痛薬にはさまざまな種類があります．使用する薬剤の効果や効果的な用法を理解し，適切に選択しましょう．また，副作用にも注意して観察します．

鎮痛薬の効果を確認しよう

- 評価スケールを用いて鎮痛薬投与後の痛みをたずねます．また，患者の表情や態度，血圧や心拍数などでも痛みが落ち着いているかどうか判断します．鎮痛の効果が不十分なときにはすぐに次の対処ができることを説明することは，患者の安心につながります．

硬膜外鎮痛法

- 手術中の麻酔にも使用した硬膜外麻酔を，術後鎮痛にも利用する方法です．硬膜外腔に注入器を用いて，局所麻酔薬とオピオイドを併用して持続的に注入します．術後の痛みに対して優れた鎮痛効果が期待できますが，交感神経を遮断するため，徐脈や血圧が低下する可能性があります．また，尿閉や運動神経遮断を合併します．心房細動などで抗凝固療法を受けている場合には，施行できない場合があります．オピオイド投与によって，呼吸抑制や吐き気，瘙痒感などの症状が出現する可能性があります．バイタルサインの変動や副作用の出現に注意しましょう．

臨床知 4　硬膜外麻酔の刺入部を確認しよう
カテーテルを伝って脇漏れや，出血している場合があるため，刺入部の確認が必要です．また，ルート接続部の緩みや外れがないかを確認します．

- 硬膜外麻酔のなかにオピオイドが入っている場合には，非麻薬性鎮痛薬を使用すると拮抗するため，期待する効果が得られない場合があるので注意が必要です．

静脈鎮静法

- 上腕などの静脈にオピオイドを投与する方法です．血液凝固異常のある疾患や硬膜外鎮痛法が禁忌の症例でも施行できます．しかし，オピオイドを直接経静脈的に投与するため，呼吸抑制や循環動態の変動などの副作用に注意する必要があります．

離床支援

- 術後の患者の周囲には，ドレーンやカテーテルがたくさんあります．点滴やドレーンは引っ張られていないかなど，患者のベッド周囲の環境を整えてから離床を実施しましょう．
- 創部痛が強い，痛みに対しての不安や恐怖心が強いなどの理由か

ら，なかなか離床できない場合は，事前に鎮痛薬を使用して，除痛効果を得てから実施すると離床がスムーズに行えることがあります．離床を妨げている原因をしっかりアセスメントすることが大切です．また，いきなり「歩きましょう」と誘うと「歩くなんて無理」といわれる患者もいます．そのため「まずは身体を起こすところから始めましょう」と説明して離床を促しましょう．患者に合わせた目標設定も大切な離床支援になります．

◆離床支援

最近はヨーロッパで考案された手術の回復力強化プログラムを積極的に実践している施設も増えています．このプログラムはエビデンスに基づいたプロトコルによって周術期管理を行い，手術を受けた患者ができるだけ早く回復することを目的としています．看護サイドにおいて，周術期の経口栄養摂取を早期に促し，カテーテル類が早く抜去できるよう，そのうえで早くに離床・歩行を促進するケアに主眼をおくことが大事です．

索引

あ

アセトアミノフェン　　249，262，283
アロディニア　　201

い

痛み　　269，270
痛みの悪循環　　294
痛みの恐怖回避モデル　　287
痛みの閾値　　261，287
痛みの定義　　198
痛みの電気信号　　196
一次性頭痛　　224
異痛症　　201

え

炎症　　199

お

嘔吐　　245
オピオイド　　200，247，258
オピオイド受容体　　278
オピオイド鎮痛薬　　257，277
音楽療法　　290

か

活動電位　　196
患者中心のケア　　206
患者・家族教育　　264
がん性痛　　258
貫壁性虚血　　238
関連痛　　243

き

希死念慮　　215
救済心筋効果　　235
急性冠症候群　　233
急性大動脈解離　　233
急性肺血栓塞栓　　233
急性腹症に対する疼痛アルゴリズム　　248
胸痛　　232
胸痛プロトコル　　236
局所麻酔薬　　294，296
緊張性気胸　　233

く

クッシング症候群　　229
くも膜下出血　　226
くも膜下フェノールブロック　　298
くも膜下ブロック　　298

け

ゲートコントロール理論　　289
ケタミン　　284
下痢　　245

こ

交感神経節ブロック　　294
高周波熱凝固法　　296
硬膜外鎮痛法　　321
硬膜外ブロック　　297
個別性　　209

さ

再灌流療法　　235
三環系抗うつ薬　　200
三段階除痛ラダー　　313

し

シクロオキシゲナーゼ　　281
自己申告　　207
持続痛　　260
シナプス　　200
社会的苦痛　　216
就労支援　　217
主観的疼痛評価ツール　　254
術後痛　　250
術後痛の影響　　255
術後痛のリスク因子　　251
術前オリエンテーション　　318
術前訪問　　251
消炎鎮痛薬　　199
消化管穿孔　　244
症状クラスター　　214
静脈鎮静法　　321
触診　　245
ショック　　239，245
侵害刺激　　195，196
侵害受容性疼痛　　199，250，285
侵害受容痛　　199，250，285
心筋トロポニン　　238
神経障害性疼痛　　195，200，201，260
神経伝達物質　　200
神経破壊薬　　294，296
神経ブロック　　292
神経ブロックの禁忌　　293
神経ブロックの利点　　293
神経ブロック併施加算　　299
深呼吸法　　288
身体的苦痛　　214
深部痛　　252

す

睡眠阻害因子　　209
頭痛　　223
スピリチュアルペイン　　213，217

せ

星状神経節ブロック　　296
精神的苦痛　　215
セロトニン・ノルアドレナリン再取り込み阻害薬　　200
先行性鎮痛　　206
潜在的ニード　　209
漸進的筋弛緩法　　289
疝痛　　243
前頭前野　　197
せん妄　　230

そ

早期離床　　318
創痛　　250

た

体性感覚野　　197，198
体性痛　　243，252，259
大脳辺縁系　　197，198
多角的鎮痛法　　257
タッチング　　289
タリージェ®　　200

ち

チーム医療　　265，302
知覚神経ブロック　　294
中枢性感作　　215
聴診　　246
項部硬直　　229
鎮痛補助薬　　262
鎮痛薬　　247

つ

痛覚伝導路　　286

て

デルマトーム　　292

と

トータルペイン　　198，208，213
突出痛　　260
トリガーポイントブロック　　298

な

内臓神経ブロック　　298
内臓痛　　242，252，259

に

二次性頭痛　　224
日常生活　　316
日本ペインクリニック学会　　296

は

肺水腫　　238
バイタルサイン　　229，245
パルス高周波法　　296

ひ

非オピオイド鎮痛薬　277
非ステロイド性抗炎症薬　262，281
非薬物療法　287
非薬理学的鎮痛ケア　287
非薬理的プロトコル　207

ふ

不安　287
フィジカルアセスメント　227，245
フェンタニル　279
不穏　271，317
不快感情　286
副作用のマネジメント　265
腹痛　242
腹痛のアセスメント　243
腹痛の発症様式　244
腹痛の部位　247
腹腔神経叢ブロック　298
ブプレノルフィン　280

へ

ベアメタルステント　240
ペンタゾシン　280

ま

末梢性感作　215
麻薬拮抗性鎮痛薬　280
麻薬性オピオイド鎮痛薬　279
慢性術後痛　255
慢性疼痛　202

も

モルヒネ　279

や

薬剤溶出性ステント　240

り

離床支援　321
リラクセーション　288

リリカ®　200

れ

レスキュー薬　263

A

analgesia-first sedation　207

B

Behavioral Pain Scale　311
BMS　240
BPS　272，273，274，275，311

C

CAM-ICU　205
chronic postoperative surgical pain　255
COX　281
COX-1　282
COX-2　282
CPOT　272，273，274，275
CPSP　255

D

DES　240

E

Enhanced recovery after surgery　256
ERAS®　256

F

FRS　320

I

ICDSC　205

J

J-PAD ガイドライン　205

N

NRS　228，252，272，273，274，320
NSAIDs　262，281
Numerical Rating Scale　228，252

O

OPQRST 法　243

P

PADIS ガイドライン　205
PAD ガイドライン　205
PAD ケアバンドル　207，314
Patient Controlled Analgesia　297
PCA　297
PMR　289
PRF　296
progressive muscle relaxation　289
PROSPECT プロジェクト　257

R

RF　296

S

SAMPLE 法　243
SBAR　307
symptom cluster　214

V

VAS　228，272，273，274，320
Visual Analogue Scale　228

W

WHO 方式がん疼痛治療法　261

記号・数字

μ 受容体　278
4 キラーディジーズ　233

好評発売中！

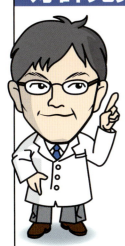

しくみからマスターする
Dr. フルカワの 心電図の読み方

● 古川 哲史　東京医科歯科大学 難治疾患研究所 教授

A5 判／本文 120 頁
定価（本体 3,000 円+税）
ISBN978-4-88378-656-5

目次
1 まずは心電図の基本を学ぼう
2 次に心電図判読の手順を学ぼう
3 そして不整脈の心電図を学ぼう
4 最後に虚血性心疾患と心不全の心電図を学ぼう

査読者が教える
看護研究論文の採用されるコツ30

ISBN978-4-88378-893-4

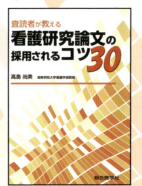

高島 尚美　関東学院大学看護学部教授

Contents
Chapter 1　論文を書くための準備の必要性
Chapter 2　論文を書く
Chapter 3　論文を投稿し査読を受ける
Chapter 4　査読者の目線で論文を推敲（クリティーク）してみよう

- 論文が採用されるには何が必要か？
- 査読者はどんなところを見ているのか？
- 採用されるための 30 のコツを紹介！
- 論文クリティークチェックリスト付き

A5 判・2 色刷 96 頁　定価(本体 1,500 円+税)

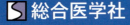 総合医学社

〒101-0061　東京都千代田区神田三崎町 1 − 1 − 4
TEL 03(3219)2920　FAX 03(3219)0410　http://www.sogo-igaku.co.jp

編集長	編集委員
道又元裕（国際医療福祉大学成田病院準備事務局）	勝　博史（東京都立多摩総合医療センター） 清水孝宏（那覇市立病院） 露木菜緒（国際医療福祉大学成田病院準備事務局）

次号予告

2巻3号（2019年12月発行予定）
特集：輸液管理（仮）　　　　　　　　　　　企画編集：露木菜緒

基礎
- 輸液の基礎知識
- 輸液製剤の種類
- 酸塩基異常
- 周術期の輸液
- 輸液指標としての検査データ
- 高カロリー輸液の基礎知識

疾患
- 脱水
- 出血
- 心不全
- 敗血症

抗菌薬
- 抗菌薬の基礎知識
- 抗菌薬の使い分け

観察
- 輸液中の患者観察
- アナフィラキシー

インシデント
- 事例1
- 事例2

コラム：最新機器
- スマートポンプ
- 輸液載せ替えシステム

Vol.2 No.2 2019

特集 痛みのマネジメント
―患者の痛みを正しく把握しケアにつなげるための知識―

編：清水孝宏

2019年10月1日発行©

1部定価（本体3,400円＋税）

発行者　渡辺嘉之

発行所　株式会社 総合医学社

〒101-0061
東京都千代田区神田三崎町1-1-4
TEL　03-3219-2920
FAX　03-3219-0410
E-mail　sogo@sogo-igaku.co.jp
URL　http://www.sogo-igaku.co.jp
振替　00130-0-409319

印　刷　シナノ印刷株式会社

広告取扱　株式会社メディカ・アド　〒105-0013 東京都港区浜松町1-12-9 第1長谷川ビル2階　Tel.03-5776-1853

・本誌に掲載する著作物の複製権・翻訳権・上映権・譲渡権・公衆送信権（送信可能化権を含む）は株式会社総合医学社が保有します。

・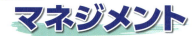〈（社）出版者著作権管理機構 委託出版物〉
本誌の無断複製は著作権法上での例外を除き禁じられています。複製される場合は、そのつど事前に、出版者著作権管理機構（電話 03-5244-5088，FAX 03-5244-5089，e-mail: info@jcopy.or.jp）の許諾を得てください。